Nursing Today
ブックレット・22

JN088642

「産後うつ?」を見逃さない

◉目次

以前より産後うつは課題とされ、医療機関等では妊産婦の精神症状をアセスメントし、リスクのある人を抽出して専門職につなげる仕組みがつくられています。また、国は「妊娠期から子育て期にわたる切れ目のない支援」をめざし、さまざまな支援事業を展開しています。しかし未だ、妊娠・出産・育児に関する何らかの悩みを抱えているにもかかわらず、それらの支援の網からこぼれ落ちている母親・父親が存在します。

本書では、編著者が運営する「じょさんしONLINE」(オンラインで妊産婦やそのパートナーから妊娠・出産・育児に関する相談に乗る)に実際にあった相談内容や調査等から、「産後うつ一歩手前かも……」と感じる母親・父親に支援が届きにくい現状、彼らの抱える問題を明らかにし、医療職をはじめ社会に今求められる支援のあり方を考えます。

編集部

〈イントロダクション〉産後うつと診断されないグレーゾーンの母親・父親たち

杉浦 加菜子

すぎうら・かなこ◉株式会社じょさんしGLOBAL Inc. 代表取締役／あおぞら助産院 院長・助産師

産後うつと診断されていなくても、グレーゾーンの母親は多い

二〇一八年に、日本の産後うつに関するデータが発表されました。国立成育医療研究センターが「人口動態統計（死亡・出生・死産）から見る妊娠中・産後の死亡の現状」[1]において、産後の母親の自殺が妊産婦死亡のおよそ三分の一を占め、死因の中で最多であることを示しました。

自殺の主な理由は「産後うつ」と言われています。しかし、実は産後うつと診断に至らないまでも、妊娠や出産、育児をきっかけに精神的な不安定さを抱える方は多くいます。産後ケアの普及啓発事業に取り組む認定NPO法人マドレボニータによる二〇二二年の調査（出産経験者六一三人が回答）[2]では、産後二週～一年ほどの間に、産後うつの診断を受けた方は二％、診断は受けていないが、うつ

の症状を自覚していたり、「一歩手前だった」と答えた方は四二・〇％に上るなど、産後うつ未満といわれる方が約半数もいることがわかりました。

また、二〇一八年にじょさんしONLINE[*1]が行った海外出産された方へのアンケート[*2]によると、産後うつとは診断されていないけれど、「子どものことがかわいいと思えない」や「何もないのに泣きたくなる」などの項目に「はい」と回答した方が五〇％に上りました。中には、「子どもの泣き声が聞こえないように、気づいたら四〜五時間クローゼットの中に閉じこもっていた」「とにかく何に対しても謝っていた。自分が母親として十分じゃない気がしたり、わが子が泣く原因はすべて自分にある気がしたりしていた」「望んで産まれてきてくれた子なのに、もう母親をやめたいと思っているなんて誰にも言えなかった」といった悲痛な声もありました。

コロナ禍はこういった状態にさらに拍車をかけました。筑波大学の松島みどり准教授らが行った調査[3]では、出産後一年未満の母親一、六〇三人のうち、「産後うつ」の可能性がある方は約二一・九％とコロナ禍ならではのデータが出ました。この数字は、平常時の産後うつ罹患率が約一〇％であることと比較すると、多いといえます。

産後うつと診断されてはいないけれど、妊娠や出産、育児において多少なりとも不安や悩みがある方を、本書では「グレーゾーン」と名付けます。

＊1　筆者が代表取締役を務める株式会社じょさんしGLOBAL Inc.が運営する事業（12ページ参照）
＊2　2018年にじょさんしONLINEが行った海外在住日本人へのアンケート調査（n=312）

母親だけではない、父親にも起こり得る産後うつ

父親たちも実は悩みを抱えている

産後うつは女性だけが罹患するものではありません。じょさんしONLINEの事業の一環として行う自治体や企業での講演で、男性の育児休業に関連する話をすると、講演後に必ず男性職員が一人二人、私のもとに来て、「実はこの間子どもが生まれたのですが、僕、産後うつかもしれないです……」と話し始めます。

この父親たちの場合も、やはり病院に行って診断されたわけではなく、なんとなく眠れない、なんとなく体調が不安定、しんどいという症状があるけれど、どこに行ってSOSを出したらよいのかわからないという状態でした。また多くの方は「妻が大変なのは十分にわかっているので、自分がしんどいだなんて口が裂けても言えない」と、父親ならではの悲痛な声を発しています。

父親の置かれている状況

二〇二二年四月に育児・介護休業法が改正され、男性の育児休業に関する制度がアップデートされました。また、二〇二三年六月に政府が取りまとめた「こども未来戦略方針」[4]では、男性の育児休業(以下、育休)の取得率について、二〇二五年に五〇%、三〇年に八五%とする目標を掲げており、子育てのあり方やそれに関連した働き方に注目が集まっています。その一方で、「とるだけ育休」[*3]「男

＊3 日本財団×「変えよう、ママリと」共同調査「パパ・ママの育児への向き合い方と負担感や孤立感についての調査 2019年11月」(https://www.nippon-foundation.or.jp/app/uploads/2019/11/new_inf_20191202_07.pdf)では、育休を取得した父親の家事・育児時間について調べたところ、家事・育児時間が3時間以下という回答が47.5%を占め、育休を取得したにもかかわらず、育休を「とるだけ」になっている実態が浮かび上がった。このように、父親が育児や家事をする時間が短く、父親の育休取得に対する母親の満足度が低い状況を「とるだけ育休」といわれている。

性の産後うつ」[*4]といった育休取得率には反映されない課題もあります。

なぜこのような課題が生じるのでしょうか。じょさんしONLINEは、二〇二二年一一月一六日〜一二月一一日に、父親の育休の現状を把握し、どのような課題があるのか把握すべくアンケートを実施しました。[5]その結果は、「育休を取得した父親の六〇%以上が、育休取得前の『妊娠中からの準備が必要』と回答」し、「〝パートナーの精神的なケア〟はもっとできたはずと考える父親が三五・四%」いました。

この調査やこれまでの相談内容から、とるだけ育休の原因には、父親が産前産後について学ぶ機会がないために育休中に何をしたらいいのかわからない、パートナー間でのコミュニケーションが行えていないなどが挙げられます。男性の産後うつの原因には、学ぶ機会がないがために、妊娠中からパートナーとどのようなことを話し合っておくとよいのかがわからない、育休中に母親を最優先で休息してもらうことを考えたがゆえに、自身を追い込んでしまうといったことが挙げられます。また、父親が相談したりSOSを出せたりする社会的支援の場が少ないというのもあるでしょう。

さらに、「とらされ育休」という言葉もあります。父親本人の意向ではなく、企業が数値目標のために半ば強制的に育休をとらされている状況を表す言葉です。これには、企業側がなぜいま社会的に男性育休が必要とされているのかを理解していない、なぜ男性育休を推進するのか企業内での説明が不十分、父親本人が育休の必要性を感じることができていないなどの課題が挙げられます。

これらをまとめると、父親を取り巻く環境には、

＊4　獨協医科大学の徳満らによる日本人男性における周産期うつ病の有病率を推定するための研究では、有病率が約10%であると報告されている（Tokumitsu k.,Sugawara N.,Maruno K.,et al.：Prebalence of perinatal depression among Japanese men:ameta-analysis. Annals of general psychiatry, 19(1), p.65, 2020.）

●妊娠・出産・育児に対して正しい情報や知識を得る機会、場がない
●父親は「支援をする人」であり、「支援を受ける対象」ではないと認識されている
●育休の意味より先に数値目標だけが独り歩きしている

といった課題があると考えます。

父親が妊娠・出産・育児について学ぶ機会や、ＳＯＳが出せる仕組みをつくり、私たち医療職が、支援者である父親「も」、支援の対象だと認識することが大切だといえます。

私たち医療職ができることは何か

なぜ、以前から産後うつは課題とされているにもかかわらず、適切な支援を受けられない方がいるのでしょうか。極めて個別性の高い課題ではありますが、「個人の問題だよね」と片づけられるものでもありません。いったい社会の構造の何が問題なのでしょうか。これに関しては、詳しく次章以降で皆さんとともに考えていきたいと思います。

産後うつと診断はされていないけれど、病院に行けば診断される可能性のある方や、グレーの濃さは違えど大なり小なりリスクを抱える方が多くいるにもかかわらず、現状ではこういった方々は、支援の対象として見られることはほとんどなく、既存の支援の枠組みからこぼれ落ちています。では、既存の支援の枠組みからこぼれ落ちているグレーゾーンの方に対して、私たち医療職は、何が

できるのでしょうか。

私は大きく三点あると考えます。

①産後うつのリスクを下げるための情報提供やケアを行う

②いざというときのためにSOSが出せる体制を一緒に整えておく

③SOSを出してもいい、産後うつになっても大丈夫、と思えるよう心理的なハードルを下げる

産後うつを取り巻く課題は複雑に絡み合っており、医療職がこれらを行えばすべて解決するわけではありません。しかし、母親・父親の一人でも自死や虐待といった状況に陥らないように、できることをしないわけにはいかないと考えます。

①産後うつのリスクを下げるための情報提供やケアを行う

産後うつの原因はさまざまな要因が絡んでいるといわれており、「○○をすれば罹患しない」と断定できる解決策はありません。しかし、それらの中には、予防できるものもあります。例えば、妊娠中からの貧血は産後うつのリスク因子になりやすいため、妊娠中は（またはその前から）貧血予防の食事をしっかり摂取すること、必要時にはサプリメントや鉄剤の力を借りることも考慮します。また、うつ病やうつ状態の予防には、神経伝達物質の原料となるたんぱく質の摂取も欠かせません。こういった食生活の改善が、産後うつのリスクを下げるだけではなく胎児の発育のためにも重要であることを含めて、妊娠期から意識する大切さを伝えることも医療職の役目といえるでしょう。ま

た、食事に限らず住まいや仕事、助けてくれる人の確保など、母親・父親が産後の生活に備え、妊娠中から整えていけるよう、アドバイスできるとよいですね。大切なのは、こういった情報を一方的に伝えるのではなく、相手の生活・心理状況、趣味・嗜好、あるいは文化的な背景や宗教など、「その人自身」をみて対話をしていくことです。

②いざというときのためにSOSが出せる体制を一緒に整えておく

妊娠中から、

- 万が一のときは○○に連絡する
- △△なときは、自覚がないかもしれないから病院に連れて行く
- □□なときは、産後うつの可能性があるから○○に連絡する

など、母親本人や身近な家族など（特に父親やパートナー、同居している家族等）とともに、産後うつに限らず、いざというときの連絡先や連携先などをシミュレーションし、準備しておくことは、早めにSOSを出せることにつながるため大事です。

これを母親・父親自身が率先して行えない場合は、看護職などが保健指導等の際に、周囲に頼れる人がいるのかも含め確認し、一緒に考えていけるとよいですね。

③SOSを出してもいい、産後うつになっても大丈夫、と思えるよう心理的なハードルを下げる

昨今では、「産後うつ」という言葉が世間に広く知れわたり、それに伴い、妊娠中や産後女性の心身の変化についての情報・注意意識も少しずつ浸透してきているように思います。一方で、「産後うつ」という言葉が「悪」であるかのように独り歩きし、「産後うつにならないためにはどうしたらいいですか」「産後うつになるのではないかと思い、こわいです」「産後うつになるなんて母親として失格と言われそう」といった妊産婦の声を聞くこともあり、過剰に「産後うつ」に怯えている方が少なからずいます。

母親（父親）からそういった発言が聞かれたときは、「産後うつになることは決して悪いことではなく、それだけ今まで頑張ってきたということ」と伝え、罹患しても大丈夫、罹患したとしても何とかなる、という心構えを一緒につくれると、母親（父親）は安心して妊娠中や産後の生活を送れるのではないでしょうか。また、こういった関係性が築けていると、万が一産後うつに陥りそうなとき、すぐにSOSを出してもらえることにもつながります。助産師などによる妊娠期からの継続支援はとても有効です。

＊

ここまで、「産後うつ」という言葉で記載をしてきましたが、実は妊娠期からうつの状態になる方も多く、昨今では「周産期うつ」ともいわれています。つまり、「産後」だけではなく、妊娠期からかかわっていくことが大切です。この後の文中でも、皆さんになじみのある「産後うつ」という言葉を

使いますが、意味合いは「妊娠期も入るんだ」と認識していただければ幸いです。

引用文献

1　国立成育医療研究センター：人口動態統計（死亡・出生・死産）から見る妊娠中・産後の死亡の現状
https://www.ncchd.go.jp/press/2018/maternal-deaths.html
2　NPO法人マドレボニータ：産後白書4　2人で「気づく」産後の変化　2人で「築く」パートナーシップ、二九頁、二〇二二．
3　堀口範奈、中澤港、松島みどり：日本のCOVID-19禍における周産期うつの実態とその関連要因、日本看護科学会誌、四二、五〇九－五一七頁、二〇二二．
4　内閣官房：「こども未来戦略方針」令和五年六月一三日．
https://www.cas.go.jp/jp/seisaku/kodomo_mirai/pdf/kakugikettei_20230613.pdf
5　じょさんしGLOBAL Inc.：パパ育休　実態調査　足りなかったのは「育休前の準備」．
https://prtimes.jp/main/html/rd/p/000000022.000052904.html

参考文献

・平野翔大：ポストイクメンの男性育児　妊娠初期から始まる育業のススメ、中央公論新社、二〇二三．

産後うつと診断されない母親・父親に支援が届きにくい現状

杉浦 加菜子

「じょさんしONLINE」の紹介

株式会社じょさんしGLOBAL Inc.が運営しているじょさんしONLINE（https://josanshi-cafe.com）では、「個人相談」としてZoomやLINEといったツールを使用し、オンラインで二四時間三六五日、世界のどこからでも、妊娠や出産、育児にまつわる悩みをはじめ、パートナーシップに関する悩みなどの相談を受けつけています（**図**）。二〇二三年六月現在までに、日本を含めた世界三〇カ国に住む四、〇〇〇組以上の家庭をサポートし、約二万件以上の相談を受けてきました。

産後うつと診断されないグレーゾーンの母親・父親に支援が届かない理由を明らかにするためにも、まずは私の経験とともに、じょさんしONLINEについて紹介します。

私は二〇一三年に当時九カ月だった長女を連れ、夫の転勤先であるオランダで暮らすことになり

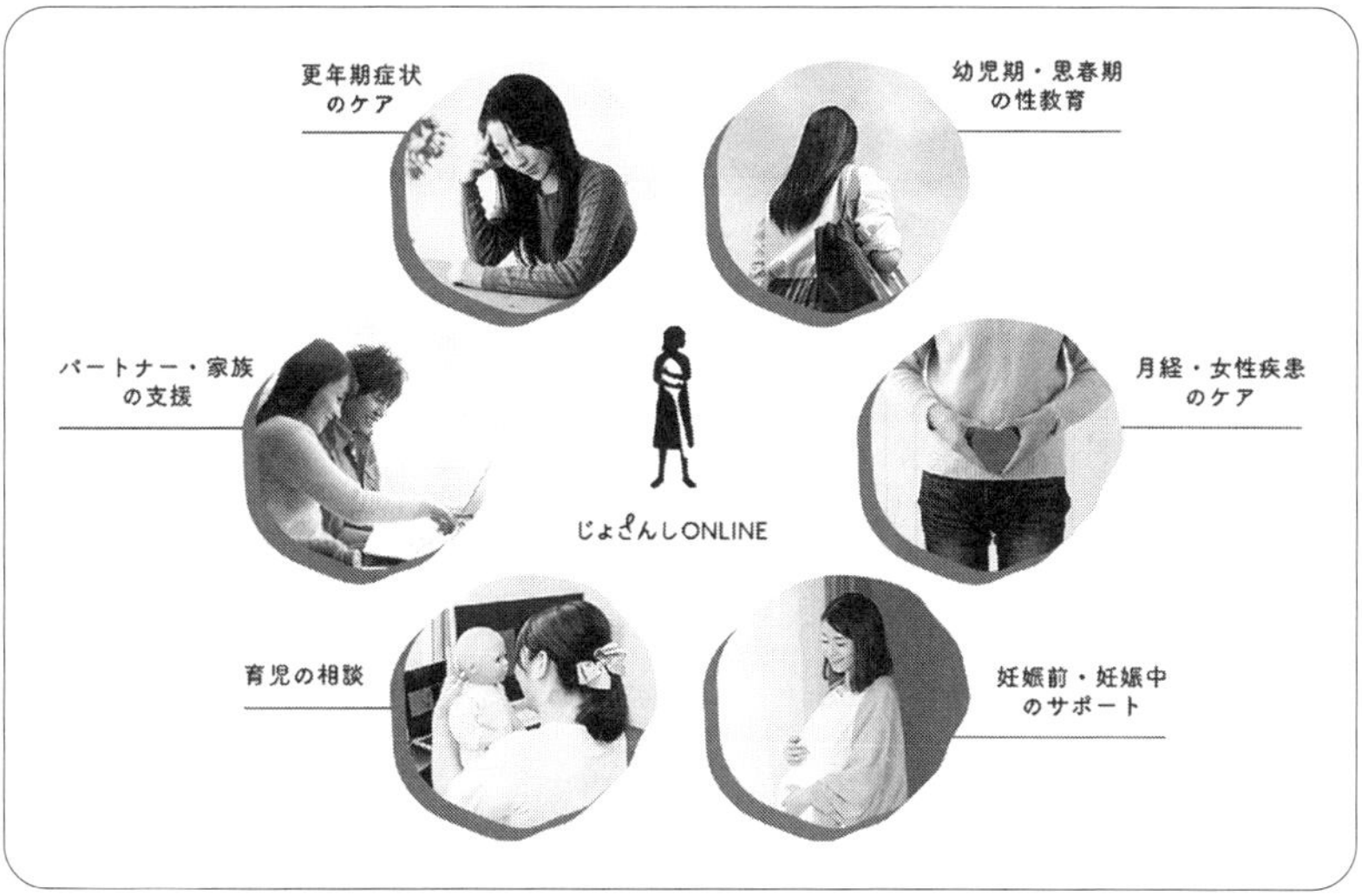

図　じょさんしONLINEで受けている相談内容

ました。夫以外誰も知らない土地で、まわりはオランダ語ばかりという環境でした。助産師である私は、ある程度子どもの成長発達のことはわかっていても、いざ自分の子どもとなるとどこの新米ママとも同じ、育児への不安を感じていました。さらに、異国への引っ越しに伴う環境変化や、夫以外知り合いのいない孤独な状態で、日常生活を送るのでさえ、公共交通機関の乗り方や洗濯機の使い方がわからない、買い物をするときに欲しい物の名前を事前に辞書で調べないといけないといったさまざまなハードルがありました。決して苦ばかりではなかったのですが、育児をはじめとした生活を整えることを一人で背負っている、そんな心境でした。

日本であれば母国語で医療機関を調べ、近くの助産師や行政の支援の情報が手に入り相談に行けます。しかしオランダでは、どんな支援があって、どこに行けばよいのか、何をどんな言葉で検索したらよいのかさえわからない、大海原に裸んぼうでポンッと放り投げられたような感覚でした。この時に感じていたのは、どれだけ日本国内で「切れ目のない支援を」と言われていても、「自分のような状況にある方はその支援の枠組みの中に入っていないのだ。日本にまた戻る身なのに、一歩外に出ただけで、対象外になってしまうんだ」ということでした。今でこそ、オンラインでの相談や情報を得る機会は容易になりましたが、二〇一三年当時はオンラインで人と話すことがそこまで普及していませんでした。

オランダでの生活が三年も続くと、不安や悩みを抱えて異国の地で妊娠や出産、育児をしているのは自分だけではないと知り、この環境をどうにか改善できないかと考え始めました。これが、日本に帰国し、オンラインで世界中のどこからでも母国語で母国の文化を知っている人に相談できる環境をつくろうと思ったきっかけです。

相談にくるのは、一見大きな問題はないように見える母親・父親たち

じょさんしONLINEの活動を行うにつれ、さまざまな情報が入るようになりました。その中で衝撃だったのは、海外駐在員の妻が幼子と夫を残し自死した、子どもとともに心中したというニュースでした。あまりにもショックであると同時に、わからなくもないという心境になったのは今だから言えることです。物理的な理由から支援の対象外になることで、誰にもSOSを出せず、支援と

支援の狭間でこぼれ落ちている方々は多くいます。海外という物理的な理由だけではなく国内であっても、例えば、多胎児がいて外出がままならず孤独を感じているけれど、周囲には気づいてもらえていない方がいます。経膣分娩を望んでいたにもかかわらず帝王切開となり、モヤモヤとした気持ちを抱きながらも、「赤ちゃんが無事生まれてきてくれたのだから」と自分の想いを閉じ込め、周囲からは問題ないと判断されている方がいます。

じょさんしONLINEに相談にくるのは、特定妊婦[*1]などわかりやすいハイリスクではなく、前述のように、病院の医療職から問題ないと判断されたり、「なんとなく気になるな……」と思われつつもスルーされてしまったり、行政職員からも今すぐ支援が必要というわけではないと判断されたりし、周囲の人に気づかれないグレーゾーンの母親（父親）です。確かに彼女たちは、自身にキャリアがあり、経済的に大きな困難もなく、父親（パートナー）もそばにいるなど〝一見大きな問題がない〟ようにみえます。

グレーゾーンの母親・父親に支援が行き届かない理由

ここからは、じょさんしONLINEに相談にくるようなグレーゾーンの母親・父親に、支援が行き届かない理由を考えたいと思います。

＊1　若年妊娠や、貧困世帯、障害のある方など「出産後の養育について出産前において支援を行うことが特に必要と認められる妊婦」のこと。

産後の支援は〝後追い支援〟

一つ目は、産後うつが「産後」とつくがために、産後にメンタルヘルスの不調が生じると思われがちで、後追い支援になっていることです。

産後うつの原因にはさまざまな要因が複雑に絡んでいるといわれますが、より「産後」に発症しやすい理由は、産後特有のホルモンバランスの変化や育児による睡眠不足が強化されるからです。しかし、イントロダクションでも記載しているように、妊娠中からうつ症状を発症する方もいます。二〇一八年に国立成育医療研究センターが公表した「人口動態統計（死亡・出生・死産）から見る妊娠中・産後の死亡の現状」では、妊産婦死亡の自殺者一〇二例のうち、三例は妊娠中であったとされています。[1] 妊娠する前から精神的な疾患を患った経験がある方は、妊娠をきっかけに心身の変化に心が追いつかず、妊娠中に発症する場合があります。また、心身の変化だけでなく、生活環境や自分の親との関係に向き合わざるを得ない状況[*2]などさまざまな要因が絡み、診断はされなくとも、リスクが高くなる方もいます。しかし、大きな症状がない限り、妊娠中には本人も医療職もあまり気づけません。

このような背景から、産後からではなく、妊娠中から起こり得るリスクを考慮した支援が必要です。また、社会的にも産後うつが妊娠中から起こり得るのだという認識をもてるよう、両親学級や病院での説明はもちろん、プレコンセプションケア[*3]を絡めた企業や大学、小学校・中学校・高校等での啓蒙活動が必要でしょう。

＊2　これまで表には出てこなかったが、母親自身が幼少期からの実母との関係性に問題を抱えていると、自身の妊娠・出産・育児を機にそれが表出し、精神的な不安定さをもたらすことがある（相談でも多く見受けられる）。

＊3　WHO（世界保健機関）は「妊娠前の女性とカップルに医学的・行動学的・社会的な保健介入を行うこと」と提唱している。

産後ケア事業の課題

二つ目は、昨今普及し始めている「産後ケア事業」[*4]が十分機能していないことです。「切れ目のない支援」を提供することが目的のはずですが、課題はたくさんあります。

その一つに、地域差があることが挙げられます。その最たる理由が補助金の範囲が異なるからです。例えば、宿泊型を利用する場合、ある自治体では一泊五千円で利用できるのに対し、その隣の市では一泊三万円となるといったことがあります。利用料が安価ではない地域では、利用したくてもできないでしょう。

また、宿泊型は提供している所が病院、助産院、民間などさまざまで、支援の内容に差があります。例えば、病院の場合、食事が提供されたり、赤ちゃんを預けられたりするかもしれませんが、医療職は通常業務の合間を縫ってケアをしなくてはいけないため、本人（母親）の話にじっくり耳を傾けるのは難しいかもしれません。民間の場合は、場所によってはラグジュアリーでホテルライクなステイが優先され、また赤ちゃんを望むときに預けられ、一見ゆっくり休養できそうな面ばかりを謳っている所がありますが、そこを出た後の生活や産後早期の愛着形成を考えたケアまでは、行き届いていない場合もあります。

こういった観点からみると、助産院では手厚いケアを受けることができるかもしれません。しかし、助産院にとっては、一人の助産師を二四時間いつでも対応可能な状態にしておかなければならないにもかかわらず、十分な収入はなく赤字運営になっている所がほとんどです。

＊4　詳細は p.62 を参照。

このように、必要な産後ケアの質の担保や、利用料、運営費といった面でさまざまな課題が生じていると考えます。産後ケア専門の民間資格なども出てきていますが、果たして質の担保ができているのか、疑問に思うところです。

精神科・精神科医との連携の難しさ

三つ目は、精神科との連携の難しさです。世の中に「産後うつ＝よくない」という傾向がある中で、妊娠中や産後に精神科を受診することは「ダメな母親（父親）としてのレッテルを貼られた」と感じ、たとえ症状を自覚していたとしても受診を避ける方は多いでしょう。

また、周産期の医療機関と精神科（病院やクリニック）が連携を行っている所も少ないです。総合病院や大学病院など精神科のある病院かつ、妊産婦のかかりつけ医がいる場合は連携できますが、そうではない限りスムーズに連携するのは難しいのが現状です。仮に連携するとなっても、例えば希死念慮がある、エジンバラ産後うつ病自己評価票（EPDS）[*5]の点数が異常に高いなど、リスクが明確になってからのことが多いでしょう。さらに、周産期に詳しい精神科医の数は限られています。

じょさんしONLINEでは、オンラインという特性上、いざというときに助産師が駆けつけることができないため、アドバイザーに精神科医がおり、月一回ケースカンファレンスを行ったり、助産師が対応に迷う事例について気軽に相談できたりする体制をつくり、いつでも精神科医と連携がとれるようにしています。それにより、助産師は安心して相談者をケアすることができ、また自分の

＊5　産後うつ病に対するスクリーニング検査として開発された評価票。

感じている違和感を信じてもよいのだ、というエンパワメントにもつながっています。

どこにもあるはずのない正解を求めている

最後は、たとえ医療職が支援しようとしても届きにくい理由について書きます。

助産師や産科の看護師、周産期にかかわる支援者は、「正解を求めている母親・父親が多い」と感じることが多かれ少なかれあると思います。SNSの普及により、根拠の明らかな情報よりもフォロワー数の多い方や有名人などが発信する情報のほうが影響力を持ち、妊娠中の胎児の発育や子育てなどがそのとおりにいかないと、「自分は間違っているのでは」と感じる母親・父親が多いように思います。また、現代社会では生産性や効率性が求められているがゆえに、育児を効率的にできないことや、一見生産性がないように感じられることから、母親・父親の育児に対しての自己評価は低い傾向があります。自分の心身や目の前の赤ちゃんに目を向けるのではなく、「あるはずもない正解」を求め自信をなくしてしまうことが、不安や悩みをつくる理由の一つでもあるのではないでしょうか。

私たち医療職は、母親・父親が妊娠・出産・育児に関して正解を求めるのではなく、ここさえ押さえておけば大丈夫！　というポイントを妊娠中から得られるようにかかわり、母親・父親自身が主体的に「これが自分にとっての最適解」と決められるよう意思決定を支援していくことが求められます。

引用文献

1　国立成育医療研究センター：人口動態統計（死亡・出生・死産）から見る妊娠中・産後の死亡の現状
https://www.ncchd.go.jp/press/2018/maternal-deaths.html

医療職が継続的にかかわることの効果

橋本 敬子

はしもと・たかこ◉日本赤十字看護大学さいたま看護学部母性看護学 助教／株式会社じょさんし GLOBAL Inc. 助産師

妊娠・出産・育児期においての継続ケアは、世界保健機関（ＷＨＯ：World Health Organization）や日本産婦人科医会、国際助産師連盟（ＩＣＭ：International Confederation of Midwives）など周産期に関連する多くの機関において重要視・推奨されています。日本政府も妊娠期から子育て期の切れ目のない支援として、子育て世代包括支援センターの設置や産後ケア事業などの施策を推進しています。

オンライン個人相談は確かに効果的な支援になっている

じょさんしONLINEでは、単発はもちろん、同一の助産師や複数の異なる助産師による継続的なオンライン個人相談（以下、個人相談）を利用できます。例えば、Ａさんは第一子の出産後に産後うつになった経験から、第二子妊娠中に〝いつでも相談できる場〟を求め、じょさんしONLINEの個人相談の利用を開始しました。第二子の妊娠・出産・育児中、その後に授かった第三子の育児中である現在まで二年以上にわたって利用を継続し、相談回数は約六〇回にのぼります。

Aさんは、第二子妊娠中から継続的に同じ助産師の個人相談を利用し、時にほかの助産師が開催するセミナーなどにも参加することで、妊娠・出産・育児の専門家である助産師に気軽に相談できる場、自分の話を聞いてくれる場、同じように妊娠・出産・育児をしているほかの女性（じょさんしONLINE 利用者）と話す場をもつことで、第二子・第三子の出産後には産後うつにならずに過ごせています。もちろん、個人相談の利用だけによる成果ではありませんが、Aさんにとって個人相談が大切な場であり、効果的な支援につながっているのは確かだといえます。

Aさんのように、ここまで長期間にわたって頻回に利用するケースは多くはないですが、第二子の妊娠・出産・育児に際して再度個人相談を利用するケースは少なくありません。一般的に経産婦は、初産婦に比べて育児経験があるため、育児に不安がないように思われがちですが、上の子のときとの違いなど育児経験があるがゆえの悩みや、Aさんのように産後うつの既往がある方、上の子をはじめとする家族とのかかわりなど、相談内容は多岐にわたり、また個別性も高くなる傾向にあります。つまり、妊娠・出産・育児においては、何の悩みや不安がなく過ごせる方はまれで、初産婦・経産婦にかかわらずどのような方にも程度の差はあれ継続的な支援が必要であると考えます。

個人相談を利用した女性も効果を実感

株式会社じょさんしGLOBAL Inc.は、経済産業省のフェムテック等サポートサービス実証事業[*1]（令和四年度）として『就労妊婦等のメンタルヘルス向上のために「助産師」×「AI（声解析）」で継続サポート』に取り組みました。

本事業では、就労している妊婦や育児中の女性（育休中）を対象に、助産師が月に一回程度（女性の状態に合わせて調整）三〇分間の個人相談を実施し、妊娠期や子育て期にある女性を継続的に支援し、効果を検証しました。約七カ月（二〇二二年八月～二〇二三年二月）の期間中、二一名の女性に、延べ一一五回の個人相談を実施し、そのうち二〇名の女性が二回以上、継続して利用しました（継続利用率：九五％、平均利用回数：五・五回、最大利用回数：一二回）。

利用後のアンケート（n=18）では、参加女性の九四・四％（n=17）が、本事業に参加し、相談先（じょさんしONLINE）があることで「不安が軽減した」と回答しました。そのほか、「ちょっとしたこともオンラインで気軽に相談でき、心の安定面と情報の得やすさが確保された」「継続して同じ助産師に妊娠期から悩みを相談できるのは、心理的な支えになった」「妊娠・出産・育児は、初めてのことばかりなのに正解がなく不安になる場面が多いが、相談相手がいること、専門家に相談できることでその不安が取り除け、余裕が生まれた」「担当助産師が育児の悩みに回答してくれるだけでなく、悩んでいること自体を〝育児にしっかり取り組んでいる〟と肯定してくれて、気持ちが楽になった」

＊1　フェムテック等の製品・サービスを活用し、フェムテック企業、導入企業、医療機関、自治体等が、個別に、または連携して実施する、妊娠・出産等のライフイベントと仕事との両立、女性特有の健康課題解決等により、働く女性が能力を最大限発揮し、生き生きと活躍することを目的とする事業について、その経費の一部を補助する。

といった声が聞かれました。

核家族化やインターネットの利用による情報過多が進み、妊娠・育児中の孤立や不安などが問題となっている現代の日本において、妊娠・出産・育児の専門家である助産師に気軽にかつ継続的に相談できる場があることは、妊娠中や育児中の女性の不安を軽減することが示されました。

声解析によって客観的にも効果が証明された

本事業では「AIによる声解析：Motivel（モチベル）[*2]」を活用し、個人相談中の参加女性の声解析も行いました。人は声帯を震わせることで声を出します。声帯は脳とつながっており、「心地よい」と感じたときにはゆるみ、「不快」と感じたときにはかたくなります。Motibelは、そういった体の自然な反応を計測し、声を解析するものです。計測結果は、①sad（悲しみ）、②happy（幸せ・喜び）、③angry（怒り・興奮）、④fearful（心配・不安）、⑤disgust（嫌悪）、⑥surprised（驚き）、⑦calm（冷静・落ち着き）、⑧neutral（平常・安定）の八つの指標において、それぞれグラフで表されます。そのグラフを専門家とともに検証し、事例の振り返りと分析をしました。

その結果、心配・不安の指標であるfearfulの平均値が個人相談の継続利用によって低下したことから、「参加女性の不安が軽減した」ことがわかりました**（図1）**。この結果は、前述のアンケート結果とも一致しています。アンケート結果は参加女性の主観的なものですが、客観的な指標である声

＊2　声を5秒以上かつ2語以上発話するだけで、従来の表情測定からだけでは判別できない、モチベーションの変化を測定、可視化する技術（リスク計測テクノロジーズ株式会社）。

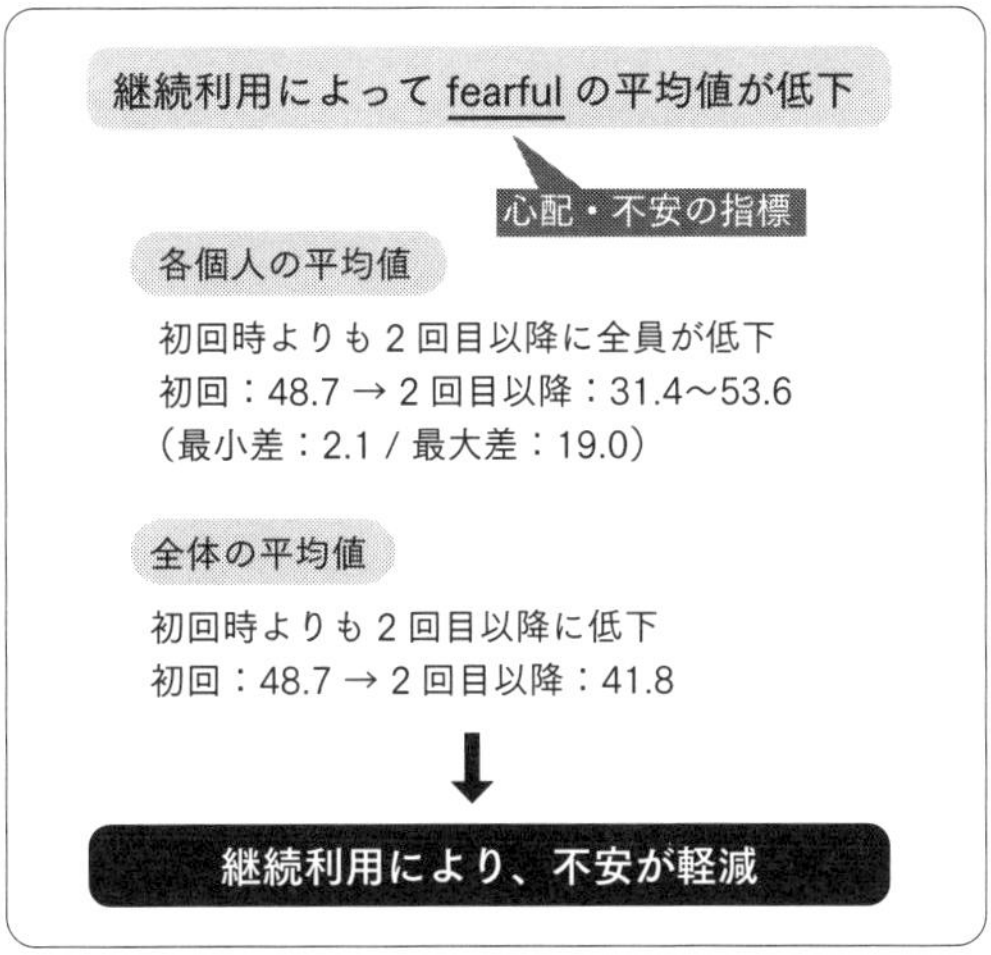
継続利用によって fearful の平均値が低下
心配・不安の指標
各個人の平均値
初回時よりも 2 回目以降に全員が低下
初回：48.7 → 2 回目以降：31.4〜53.6
（最小差：2.1 / 最大差：19.0）
全体の平均値
初回時よりも 2 回目以降に低下
初回：48.7 → 2 回目以降：41.8
継続利用により、不安が軽減

図 1　fearful（心配・不安の指標）の平均値の低下

（令和 4 年度　経済産業省フェムテック等サポートサービス実証事業成果報告資料, じょさんし ONLINE, 2022. より抜粋）

解析でも、同様の傾向が示されたといえます。

声解析の計測結果は波のグラフで表され、波がなく平坦な状態よりも波の幅があるほうが精神的によい状態であることを表します。ある参加女性の初回相談時のグラフでは、約四〇分間の相談時間の前半よりも後半のほうが波の幅が出ており、初めての利用であっても助産師との会話は、参加女性に精神的な安定をもたらしていることが示唆されました（**図2**）。さらに、二回目以降の相談時のグラフでは、相談時間の全体を通してしっかりと波が見られることから、継続して同じ助産師と話すことで精神的な安定度が増す可能性もわかりました（**図3**）。

また、参加女性が悩みを話す前後では、グラフの波に大きな変化が見られ、参加女性の感情や本音が表出されていることがわかりま

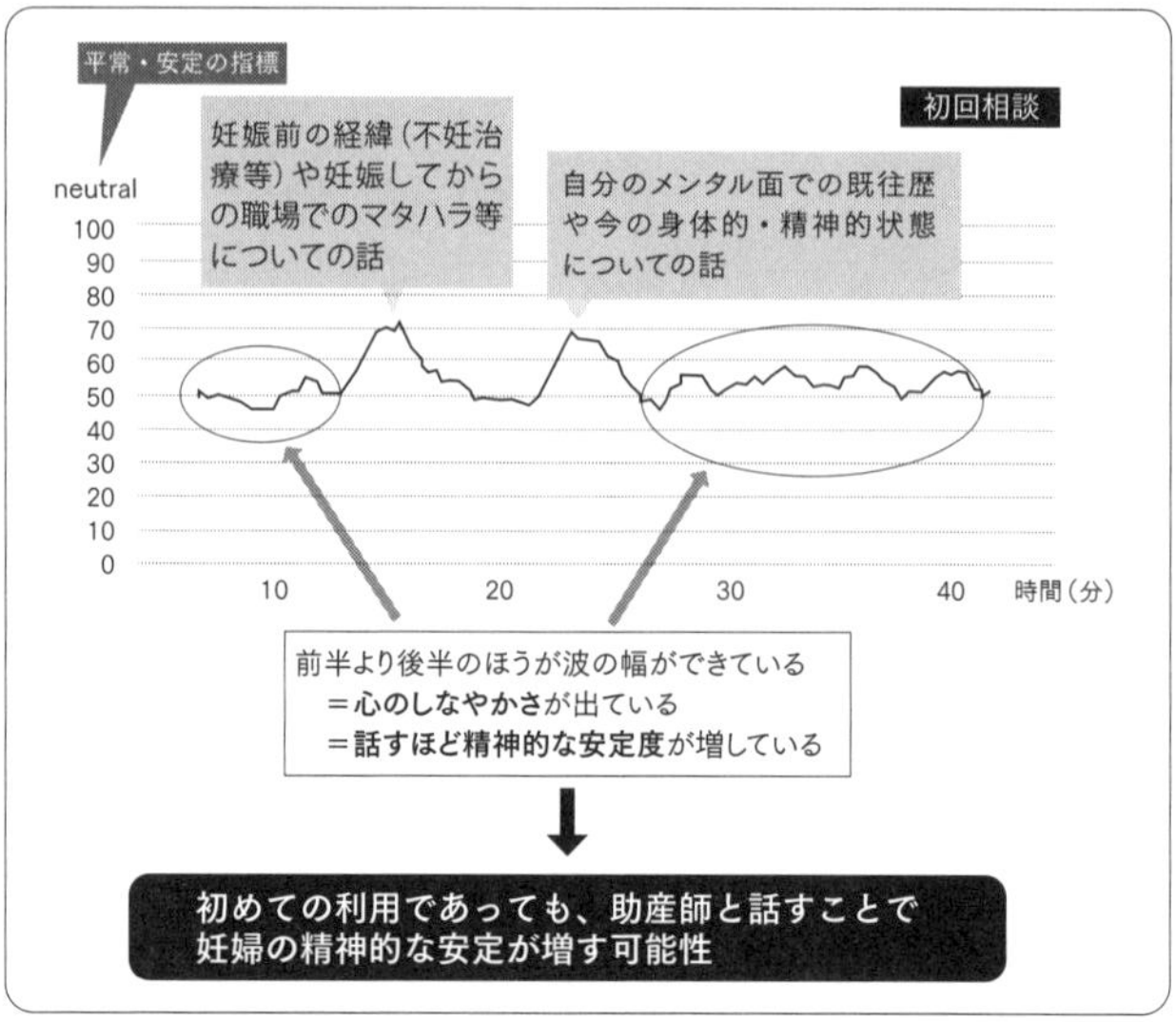

図 2　オンライン個人相談 1 回目の結果

（令和 4 年度　経済産業省フェムテック等サポートサービス実証事業成果報告資料, じょさんし ONLINE, 2022. より抜粋）

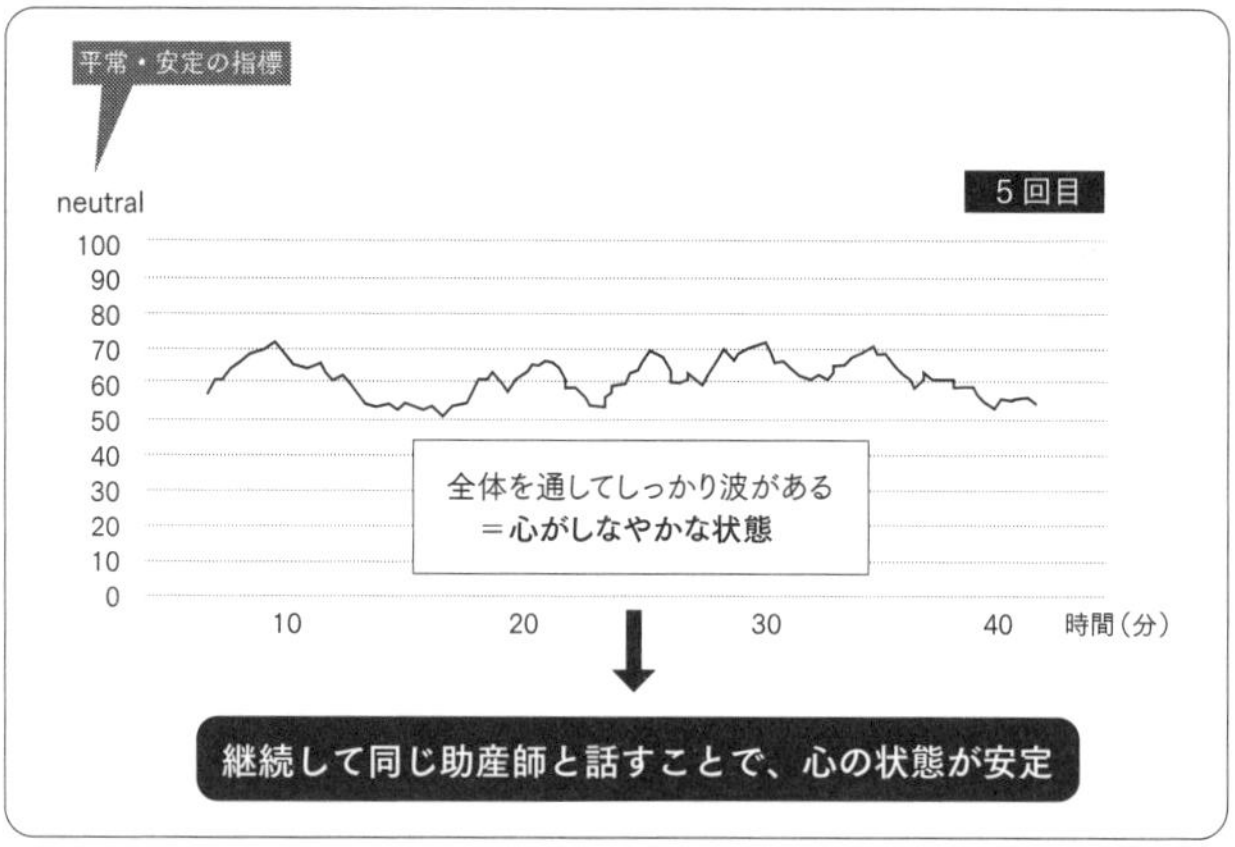

図 3　オンライン個人相談 5 回目の結果

（令和 4 年度　経済産業省フェムテック等サポートサービス実証事業成果報告資料, じょさんし ONLINE, 2022. より抜粋）

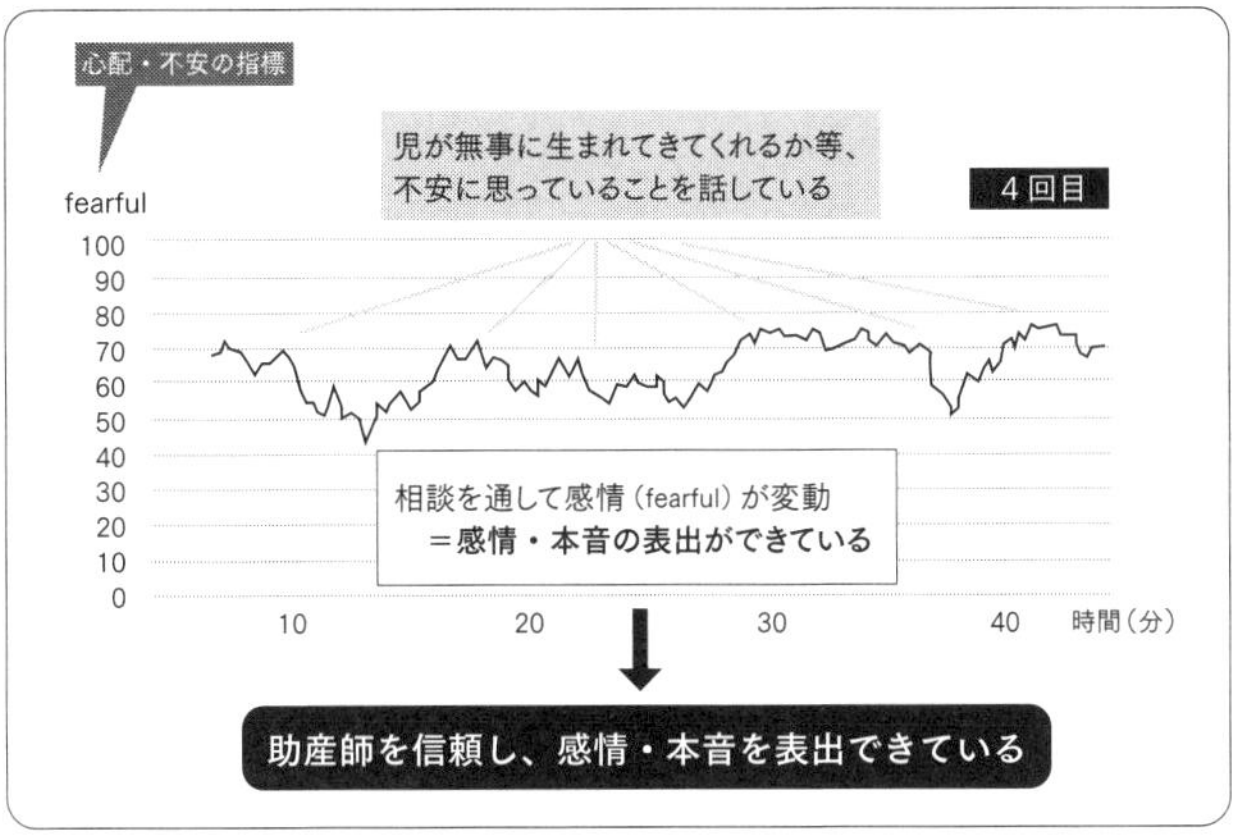

図４　感情・本音を表出できているとき
（令和４年度　経済産業省フェムテック等サポートサービス実証事業成果報告資料, じょさんしONLINE, 2022. より抜粋）

した（図４）。本事業では、**図４**で示した例以外にも、相談中、特に二回目以降の相談時に大きな波の変化が見られたケースが多くあり、継続的な利用によって参加女性は感情や本音を表出できていました。メンタルサポート研究所の倉成央博士（臨床心理士）は、「本音を表出することは、ストレス低減に効果的であり、身体的・精神的な健康において重要である」と言います。

本事業を通じ、参加女性の多くが感情や本音を表出できていたことから、継続的な個人相談はメンタルヘルスの向上にもつながると考えます。

産後うつ一歩手前かもと感じる母親・父親の実態

杉浦 加菜子・橋本 敬子

ここで紹介する事例はじょさんしONLINEのオンライン個人相談（以下、個人相談）で、実際にサポートした方をベースに個人が特定されないようにアレンジしています。

事例① 新型コロナウイルス罹患のため、緊急帝王切開にて出産となったUさん

Uさんは会社員で、約五年間の不妊治療の末に待望の第一子を妊娠し、里帰り出産を予定していました。今回の妊娠までに繰り返し流産を経験したため、安定期に入ってからも妊娠継続への強い不安を抱いていました。妊婦健診の際、病院の助産師に身体に関する質問はできていましたが、ゆっくりそれ以外の相談もできること、出産後も家で気軽に相談できること、里帰り中も同じ助産師に相談ができることに魅力を感じ、妊娠中期から個人相談の利用を開始しました。

郵 便 は が き

料金受取人払郵便

小石川局承認

7713

差出有効期間
2025年6月30日
まで(切手不要)

1 1 2 8 7 9 0

105

(受 取 人)
東京都文京区関口2-3-1
株式会社
日本看護協会出版会 編集部 行

ご購読ありがとうございます。今後の企画の参考にさせていただきますので、お手数ですが、ご記入の上、ご投函ください。抽選で毎月QUO カードを進呈いたします。
個人情報につきましては厳重かつ適正に管理いたします。

ご住所(自宅・勤務先) 〒 TEL：	
お名前(フリガナ)	歳
ご勤務先・学校名	部署

●**ご職業**

学生	( )年生 □大学院 □大学 □短大 □専門学校 □高等学校
教員	職歴( )年 □大学 □短大 □専門学校 □高等学校 □その他
臨床	職歴( )年 □部長 □師長 □主任 / 副師長 □スタッフ
訪問看護師	職歴( )年 □所長 □管理職 □スタッフ
資格	□専門看護師(分野：) □認定看護師(分野：)
購入書籍の タイトル	(巻)

●**メールインフォメーション会員募集**
新刊、オンライン研修などの最新情報や、好評書籍のプレゼント情報をいち早くメールでお届けします。

メールアドレスのご登録は
1 分で完了

●本書を何でお知りになりましたか？　該当するものに☑をつけてください。

ネット書店	□Amazon　□楽天ブックス　□その他（　　　　）
書店店頭	□書店名（　　　　）
ホームページ	□日本看護協会出版会ホームページ □編集部のページ by 日本看護協会出版会
月刊誌広告	□「看護」（公益社団法人日本看護協会 機関誌） □「コミュニティケア」（訪問看護、介護・福祉施設のケアに携わる人へ）
パンフ・チラシ	□教科書副読本案内　□継続教育図書案内　□本書チラシ
メールマガジン	□日本看護協会出版会 メールインフォメーション
SNS	□弊社Twitter（営業部・書籍編集部・看護・コミュニティケア） □弊社YouTube　□その他（　　　　）
その他	□勤務先　□学校　□知人　□学会展示　□その他

●本書をどこでお求めになりましたか？　該当するものに☑をつけてください。

ネット書店	□Amazon　□楽天ブックス　□その他（　　　　）
書店	□書店店頭（書店名　　　　） □書店外商（書店名　　　　）
ホームページ	□日本看護協会出版会ホームページ

●本書はご期待に応える内容でしたか？　理由も教えてください。

□期待以上　□期待どおり　□まあまあ　□期待外れ

その理由（　　　　）

●本書についてのご意見・ご感想をお聞かせください。

●業務での困りごとや関心のある看護テーマについてお聞かせください。

最新刊や研修の情報はこちらから

日本看護協会出版会ホームページ

産後準備として、身近な人に助けを求められるよう支援

Uさんは、初回相談時から不妊治療や流産についての経験を涙ながらに話し、それまで吐き出すことができなかった感情や本音を表出できている様子でした。その後も二～四週間に一回の頻度で同じ助産師Aによる個人相談を利用し、妊娠継続の不安から職場へ妊娠報告ができていないことや同僚・家族との関係など、常に対人関係において悩み、不安を話しました。

臨月に入るまでは日々起きる出来事に精一杯で、お腹の赤ちゃんに気が向けられず、産後の育児や生活の変化まで考える余裕はない様子でした。助産師Aは、「Uさんは妊婦として無事に一日いちにちを過ごし、お腹の中で赤ちゃんを育んでいることが十分に素晴らしい」と伝え、焦らずUさんのペースで出産や産後の育児に向けた準備ができるようサポートしました。特に、Uさんは身近にいる周囲の人を頼ったり、助けを求めたりすることが苦手であるように思い、産後準備として、個人相談だけではなくそばで育児を手伝ってくれる・助けてくれる、リアルな人（地域の保健師等）にも支援を求める必要性を繰り返し話しました。

また、里帰り出産の場合は、自治体が行う新生児訪問の時期が遅くなることも少なくありません。そのため、助産師AはあらかじめUさんの居住地の保健師と里帰り先の保健師にアプローチして早期に訪問してもらえるよう相談したり、Uさんに里帰り先で利用できる産後ケア施設（助産院）の情報を提供したりしました。

コロナ陽性となり、想像していなかった出産・産後に

Uさんは、臨月に入り里帰りし、少しずつお腹の子どもに目を向けられるようになってきたのも束の間、胎児の状態を優先して急遽、管理入院をすることになりました。管理入院の翌日から誘発分娩が行われましたが、分娩経過中に母体発熱と胎児頻脈[*1]が見られ、PCR検査の結果、新型コロナウイルス感染症に罹患したことがわかりました。当時、入院した病院の規定では、コロナ陽性妊婦は、帝王切開でのお産になることが決められており、Uさんは緊急帝王切開となりました。

Uさんから助産師Aにメールがきたのは、産後二日目のことでした。メールには無事に出産を終えたこととUさんがそのときに置かれていた状況について、そして「心が折れているから、できるだけ早く話したい」と書かれていました。

その翌日、Uさんは入院中の病室から個人相談を利用しました。Uさんは個室に、赤ちゃんもUさんがコロナ陽性だったことを理由にNICU（新生児集中治療管理室）に隔離され、母子ともに面会は一切禁止されていました。Uさんは無事に出産できた安堵感と医療職へ感謝の念を抱きながらも、それ以上に緊急帝王切開になった経過やその時々の医療職の対応・発言、母子分離である現状についての怒りと不満を強く抱いていました。自分が思い描いていた出産ではなかったこと、その後も母子分離となり待望のわが子を一度も腕に抱くことができず、授乳もできていないことについて涙を流しながら、また時に声を荒げながら一気に吐露されました。

＊1　通常は110～160bpm（1分間の回数）である胎児の脈拍が160bpm以上になること。

助産師Aは、高ぶる感情を抑えられないUさんの話を丁寧に気持ちに寄り添いながら聴き、Uさんが負の感情を吐き出すことで少しでも冷静になり、気持ちを整理して前向きになれるよう意識してかかわりました。まだ産後間もなく、また入院中でもあることから、病院の医療職との関係性はUさんにとって重要であると考え、Uさんが医療職に対して負の感情を表出した際は肯定も否定もせず、医療職への負の感情がこれ以上、助長されないよう言葉をかけました。

その後、入院中に母子同室を経験することなくUさんが先に退院し、その約一週間後に赤ちゃんが退院しました。初産婦のUさんが、直接赤ちゃんに触れられる面会は二〜三回程度と限られていたため、授乳やおむつ替えといった育児手技も十分獲得できないまま、育児生活が始まりました。

Uさんに合った育児ができるようサポート

赤ちゃんの退院から三日後のUさんは、睡眠不足や慣れない育児、生後間もない赤ちゃんと終始過ごすことによる緊張などから、オンラインの画面越しにも疲労が溜まっている様子がうかがえました。里帰りをしていても、Uさんの実母は自宅で仕事をしていたため、Uさんが十分に休息をとれるようなサポートをしてもらうのは難しい状況にありました。助産師Aは、何度か産後ケア施設の利用を提案しましたが、金銭面や実母の反対などの理由から利用にはつながりませんでした。Uさんは、赤ちゃんが産後六カ月ごろになるまでは二週間に一回の頻度で個人相談を継続しました。助産師Aは、日々変化する赤ちゃんの様子や育児に関するUさんの不安を解消し、日々の頑張りを労い、またUさんの性格や生活状況を踏まえたうえで、体調を優先しながら自信をもって育児に取り組めるよう、個別的なアドバイスをしました。

Uさんは妊娠中から出産直後、育児中のどのタイミングで〝うつ状態〟になってもおかしくない環境・精神状態にいました。継続的な個人相談の中で、助産師Aが行ったのは、常にUさんを肯定すること、Uさんの味方であり支援者だと伝え続けること、Uさんが周囲に敵をつくらず少しずつでも身近な人（病院の医療職や地域の保健師等）に支援を求められるよう促すこと、あふれる育児情報に振り回されずUさんに合った育児方法を提案し自信をもてるよう支持することでした。Uさんにとっては、自分のことを理解していて、かつ私生活には直接影響を及ぼしにくい第三者的な立場にいる助産師にオンラインでいつでも気軽にSOSを出せ、相談できる環境であったことが支えとなり、うつ状態にはならずに過ごせたと考えます。

事例②　出産後に実母と衝突してしまったMさん

Mさんはいわゆるキャリアウーマンで、第一子を妊娠中から産後の仕事復帰をするまでの約一年間、継続的に個人相談を利用しました。相談する内容についてはいつも自分で事前に調べ、ある程度考えをまとめたうえでその答え合わせをするようなスタイルで、とても知的で理性的な人という印象でした。しかし、話を聞いていく中で、たびたび周囲の人とトラブルになったり、関係性が悪化したりしていることがうかがえ、少し対人関係に難しさがあるようにも感じていました。

特に夫や実両親、義両親など身近な人間関係においては、常に誰かにフォーカスして強く不満を抱き、その時々で敵のように捉え接している様子が見受けられました。Mさんは家族との関係性について、「もともとはとても良好だったが、今は妊娠（もしくは産後）の影響によるものなのか、自分が生理的に無理だと思ってしまい、一時的に関係性が良好ではない」と表現していました。

母親に抱いていたこれまでの不満が爆発

Mさんは、妊娠中に実母と衝突することはなかったのですが、産後三週間ほど経過したころ、母子関係について相談してきました。

Mさんは実家に里帰り出産しました。実母は孫の誕生を心待ちにしていたため、Mさんは実母から十分なサポートを受けられると思っていました。しかし実際は、実母は仕事が忙しく、Mさんは期待していたほどのサポートが得られず、初めての育児で睡眠不足や緊張から疲労が溜まり、精神的に余裕がない状態となりました。一方、実母も仕事に加え、Mさんと生まれた孫のサポートで疲労が蓄積していました。疲れていて余裕がないMさんと実母は、ささいなことですれ違い、大喧嘩に発展しました。激しい言い合いの末、Mさんは泣きながら実家を飛び出し、その後数時間、帰ることができませんでした。その間、携帯電話には実母から何度も着信があり、帰宅したときのMさんの振る舞いに納得がいかなかった実母はさらに激怒しました。

個人相談で、Mさんはこのエピソードを話したことをきっかけに、実母とのこれまでの関係性についても話しはじめ、「ずっと実母に抑圧されてきたこと」「実母の思い通りになるよう、これまで進路を選択してきたこと」「実母は自分が悪くてもいっさい謝罪しないこと」「今は自分のほうが社会的地位を確立していること」「自分の子どもには実母が自分にしたようなかかわりはしたくないと思っていること」を語りました。Mさんは実母に抑圧的に育てられてきたことにずっと納得できておらず、不満を抱いていましたが、それについて実母に直接伝えたことはありませんでした。Mさんは言葉ではなく、自分の考えるかたちで実母より社会的に認められる立場になって、自分のほうが正しいと実母に示そうとしてきたようでした。

妊娠・出産・育児をきっかけに実母との問題に直面する人は多い

その後も、Mさんと実母はささいなことや育児に関する方法・方針などで、意見が合わずにたびたび衝突し、個人相談では、そのたびにMさんが精神的に不安定になっている様子がうかがえました。Mさんから実母の相談を受けた際、助産師は、基本的にMさんの話を支持的に傾聴し、否定しないようにしました。また、Mさんと実母の関係性が悪くならないよう、実母とのコミュニケーションのとり方についてアドバイスしました。Mさんは実母と衝突する中で、幼少期を回想し自分が間違っているのではないかと感じるようなときもありましたが、助産師がMさんを肯定し支えることで精神的に大きく崩れずに過ごせたと考えます。

妊娠・出産・育児をきっかけに、それまでの実母との問題に直面する方は、皆さんが想像する以上に多くいます。実母との関係に問題があると、Mさんのようにささいなことをきっかけに衝突するなど悪い影響が出てくるため、それをきっかけに精神的に不安定な状態になることも珍しくありません。

事例③ 妊娠した部下について相談してきた男性上司のIさん

Iさんは課長相当職で、部下であるEさん（女性）の最近の体調を心配し、対応に苦慮していました。Eさんは二週間ほど前から、体調不良を理由に遅刻したり、就業中に席を外したりすることが何度かありました。ほかの部下も不思議に思っており、中にはEさんの就業態度について不満を口にする者もいました。Iさんは、Eさんが妊娠しているのではないかと考えていました。しかし、Eさんからは「ただの体調不良」と報告されており、男性上司である自分からEさんに声をかけてもよいのか、またどのように対応したらよいのか悩んでいました。

そこで、会社が導入している福利厚生であるじょさんしONLINEの個人相談を利用し、助産師に相談することにしました。

間接的に妊産婦の就業継続をサポート

初回の個人相談で助産師は、Ｉさんが相談に至った経緯や今の悩みについてうかがい、どのようにＥさんに接するのがよいか、声かけについても具体的に提案しました。Ｉさんは相談後、Ｅさんに声をかけ、アドバイスされた通り妊娠については触れずに、今のＥさんの様子を見ていて、体調が心配なこと、いつでも相談に乗るので気軽に声をかけてほしいことを伝えました。そのときのＥさんは少し驚いた様子でしたが、「Ｉさんの声かけが嬉しかった」と話したそうです。

数日後、ＥさんからＩさんに声がかかり、実は妊娠していて悪阻《つわり》がつらいこと、そのために遅刻や就業中にたびたび離席していたこと、過去に流産の経験もあるため周囲にはまだ妊娠報告をしたくないこと、仕事は今まで通り頑張りたいことが話されました。ＩさんはＥさんの思いを尊重し様子を見ることにしました。また、ほかの部下へもこまめに声をかけ、Ｅさんの立場が悪くならないようフォローしました。

二回目の個人相談でＩさんは、最近のＥさんの様子から悪阻症状が悪化しつらそうなこと、時差通勤の利用や業務量の調整の必要性を感じているが、Ｅさんの希望を踏まえるとこれらの提案は好ましくないのではと悩んでいることを話しました。また、Ｅさんを気にかける理由について、自分の妻が妊娠している際にも悪阻症状がひどく心配したこと、妻は仕事を調整してもらい就業を継続しながら無事に出産できたこと、妻の妊娠時に自分が十分にサポートできていなかったと感じていることも語りました。Ｉさんは上司として自分にできることがあると思っており、Ｅさんには無理せず周囲に頼ってほしいと考えていました。そこで助産師は、Iさんの思いを再度Eさんに伝えてはどうかと提案しました。

後日、Iさんが思いを伝えるとEさんは、「悪阻は気持ちの問題だと言われることもあるから、自分さえ頑張ればどうにか乗りきれると思っていた。自分の周りの人は妊娠しても今までと変わらず働いている人ばかりで、妊娠を理由に休んだり仕事を調整したりしてもらうのは、自分が甘えているだけなのではとも思っていた。でも本当につらくて、もう仕事を辞めたいと考えていた」と胸の内を話し、流涙しました。EさんはIさんの提案を受け入れ、時差出勤の利用や業務量の調整、体調不良時には在宅勤務をすることにしました。Eさんは妊娠をきっかけに離職も考えていましたが、Iさんの提案によって就業継続できました。EさんにとってIさんは、以前よりも相談のしやすい上司として、困ったときには頼れる存在になったようです。その後、Eさんは悪阻も落ち着き、無事に産休を迎え、出産しました。

妊産婦にかかわるすべての人が支援者となり、助産師はその支援者を支援する存在

この事例では、助産師は妊婦であるEさんと直接的にかかわってはいませんが、上司であるIさんをサポートすることで、間接的にEさんの妊娠しながらの就業継続をサポートできました。IさんはEさんの上司として、自分にできる支援をしたいと考えながらも、異性の上司であるためにかかわることの難しさを感じていました。就業しながら妊娠・出産・育児をする女性が増え、その対

応に難しさを感じている上司は少なくありません。また、女性にとっても就業しながら妊娠するからこその悩みがあり、今回のＥさんのように体調不良から精神的な不調につながり、就業継続をあきらめるケースも多くあります。うつは、産後だけではなく妊娠期にも発症します。その割合は六・五～一二・九％[1]といわれており、決して珍しくありません。また、妊娠期のうつ症状は胎児に影響を及ぼすだけではなく、産後うつに移行する恐れが高いとされています。

事例のように、妊産婦にかかわるすべての人が支援者となり得る、また助産師は直接的に妊産婦にかかわらなくても、その妊産婦を支援する人を支援する存在となり得るといえるのではないでしょうか。

事例④　希死念慮のあった海外在住のＳさんを、家族を巻き込んで支援

駐在中の夫とともに欧州に住んでいたＳさんが個人相談を利用したのは、第二子を出産した直後でした。Ｓさんには四歳の第一子がおり、当初日本への里帰りを希望していましたが、コロナ禍のため現地での出産を選びました。個人相談では、第二子を海外で早産で出産したことから、早産児の授乳の仕方や、第一子のときに診断はされてはいないものの産後うつ傾向だったため、自身の心理面での不安を相談していました。

Sさんからの SOS と専門家の連携

第二子が生後三カ月になるまでは、Sさんは主に第二子の授乳や第一子の赤ちゃん返りへの対応について、また夫が自分の趣味や仕事、飲み会を優先していることへの憤りを、助産師に話しました。

それからしばらく連絡がなく、次に個人相談の利用があったのは五カ月後の第二子が生後八カ月になったときでした。Sさんは「睡眠不足でメンタルがボロボロ。昼間は上の子の対応があって昼寝ができない。一人目のときもうつっぽい感じはあったけれど、そのときとは違って攻撃的になっている気がする。子どもに手をあげたり、投げたくなったりして、殺してしまうんじゃないかって。飛び降りたら楽になるのかなって思ったりもして、どうしようって。このままだと厳しいので母子で一時帰国することを考えたけれど、コロナ禍で手続きも煩雑で両親や夫も難しいと言っていて、もうここで子育てするしかないのかなって……。頼りにしていた近所のママ友が、この間日本に帰国したのも精神的にきついのかもしれない」と、涙を流しながら助産師に話しました。

Sさんは快活なタイプで、以前の個人相談では時に笑顔もあり、画面に第一子が映った際も笑って膝に抱っこする様子が見られましたが、このときは子どもの夜泣きによる睡眠不足やコロナ禍の活動制限、ワンオペ育児から精神的に追いつめられている様子がうかがえました。そのため、継続して個人相談で傾聴し、夜泣きへの対応をアドバイスするとともに、現地の医療機関、専門家、家族・友人によるサポート状況について早急に確認しておく必要があると判断しました。Sさんには継続的な個人相談の利用や、実母や夫など信頼できる人に今の気持ちを伝えてみることをすすめました。

その日のうちに助産師が、Ｓさんとは別の国に住みながら海外在住の日本人を支援している総合診療医に相談すると、「日本への帰国一択しかない」と言われました。しかしＳさんの話では、帰国できたとしても、日本の自宅から実家までは距離があり身近に支援してくれる人はおらず、たとえ実家に滞在できたとしても両親からは働いているからサポートできないと言われているなどの課題もありました。そこで、じょさんしONLINEが連携している精神科医と、所属しているほかの助産師とともに緊急カンファレンスを行い、今後の対応として、Ｓさんと夫も交えた個人相談や、Ｓさんに継続してかかわることの必要性について話し合いました。その内容をＳさんにメールし、三日後に再度、夫も含めた個人相談を行いました。

夫も巻き込み、現地でできるサポートを模索

夫は事の深刻さをあまり理解していない様子でしたが、助産師がＳさんには投薬治療や十分な休息が必要で、夫が休暇の取得・在宅勤務などをし、Ｓさんから目を離さない体制づくりをしなければならないことを説明すると顔色が変わりました。また再度、日本への一時帰国の可能性についてうかがいましたが、それは難しいとのことでした。そのため助産師は、第二子の睡眠や発達状況、家族みんなの食事や睡眠状況なども確認したうえで、Ｓさんが休息できるよう、環境整備や対応方法、また精神科受診についてＳさんと夫とともに考えました。

それから一〇日後、夫とのみ個人相談を行いました。Ｓさんは現地の精神科に通院し始めたこと、

夫は夜泣き対応を担い、また在宅勤務に一部切り替えたこと、職場に出勤する際はＳさんとメールや電話で頻繁に連絡をとっていることを話してくれました。助産師は夫も疲弊しないよう、子どもの睡眠改善についてアドバイスしました。

Ｓさんとはその後も定期的に個人相談を行いました。希死念慮の訴えがあったときから二カ月後の個人相談では、Ｓさんから、睡眠薬の服用によりよく眠れるようになって身体が楽になったこと、家事・育児について夫の協力が得られるようになったこと、第二子の夜間断乳が進んだことなどの話がありました。また、現地でのロックダウンが厳しくなり、外出不可や手に入る食料が限定的になることをきっかけに、日本への一時帰国を決めたとの報告もありました。今後の見通しがたち、Ｓさんは心身の負担がずいぶんと軽減されている様子でした。

日本に帰国して再度海外に戻った後、個人相談を利用したときのＳさんはすっかり心身ともに安定され、相談内容も第二子の断乳後のケアのみとなりました。

継続的な支援とその家族にとってのベストを考える

Ｓさんは、海外かつコロナ禍というリスク因子が重なり、かなり孤立した状況でしたが、個人相談により助産師とのかかわりがあったことで、精神的に一番しんどい状況になるよりも前にＳＯＳを出せたと考えます。また、じょさんしONLINEの精神科医や現地の医療職、そして家族との連携によりオンラインでも支援が可能であることを示せた事例でもあります。「海外での産後うつ」の場合は、日本への帰国一択しかないと考えられがちですが、本人が置かれている状況を考慮しながら、その家族にとってのベストが何かを考え、周囲の人と連携し支援していくことで選択肢は増やせます。

初回の相談から約一年、希死念慮の訴えがあってから約五カ月の伴走支援を行い、最悪の事態に至らずにすみ、私たちにとっても忘れがたい事例となりました。

事例⑤「実は僕が産後うつかもしれません」と訴えた父親のTさん

Tさん（父親）にとって待望の第一子が生まれた直後から、母親のNさんは数回、個人相談を利用し、授乳やミルク量の足し方、寝かしつけの方法などについて相談していました。子どもが生後三カ月になったころ、NさんではなくTさんが一人で個人相談を利用しました。

父親は仕事と家庭の板挟みになりやすい

Tさんは「妻が相談していて信頼しているし、〝じょさんしONLINEで話を聞いてもらうと気が楽になる〟と話していた。妻もだんだん安心して育児するようになって私もホッとしていた。でも、最近なぜか自分が夜眠れなくて……男性の産後うつもあると聞いていたので、もしかしたら自分は産後うつなのかもと思い、妻には言わずに利用した」と話しました。

助産師がさらに話を聞くと、Tさんはなんでも完璧にしたいタイプであること、妻が大変なのはよくわかっており一カ月半ほど育休を取得したこと、今は復職し残業もあって自分が思うように家事・育児ができず、妻も疲れはじめていること、育休を取得した分一生懸命働かなければいけないと思っていることから、仕事と家庭の板挟みになっている状況でした。助産師はTさんの思いを傾聴しながら、睡眠や生活状況、そして仕事についての話も聞きました。その中で、もともとは一人の時間をつくって物事を考えるのが好きだったにもかかわらず、今は土日は妻に一人の時間を過ごしてもらうため自分が育児を担い、平日は仕事に追われ、一人の時間がまったくないことに葛藤していることがわかりました。

助産師は、育児は夫婦どちらかが担うものではなく、母親・父親のチームで行う必要性や、妻にTさんの気持ちを話してみることをアドバイスしました。

その一カ月後、再び個人相談を利用したTさんは、妻と話し合い、お互いに一人の時間がつくれるよう調整していると話しました。また、夜遅くまでスマートフォンで育児に関する悩みを検索し続けてしまうのも熟睡できない原因のため、寝る前は見るのを控えるようにしたところ、よく眠れるようになったそうです。仕事の残業時間については減らすのが難しいようで、「なかなか男性の育休への理解が浸透していないけれど、今後自分の部下が同じような状況になったときは家庭を優先できるよう、社内の環境を変えていく必要がある」と前向きな気持ちを語りました。初回の面談時よりも、Tさんの顔はすっきりとしているように見えました。

あまり知られていない男性の産後うつ

男性の産後うつについての認識は、世間にあまり広まっていません。それは「女性は出産を経たのだから当然大変だけれど、なぜ男性が産後うつになるの?」という声をよく聞くように、男性も産後うつになり得る多くの課題があるにもかかわらず、それらの実情が知られていないからでしょう。

Tさんからの相談にもあったように、父親からの悩みでよくあるのが職場との兼ね合いです。「男性は仕事優先」「育児休業後は、残業しても大丈夫」といった認識が世の中にはまだあり、父親は職場と家庭の板挟みになってしまっていることが多々あります。これにより精神的に不安定になる父親がいるのです。男性の育児休業という制度だけが独り歩きしないよう、育児休業取得の意味や、取得後の働き方などについて、企業内での理解を促進させる必要性をあらためて感じた事例でした。

引用文献

1　Gavin N.I., Gaynes B.N., Lohr K.N., et al. : Perinatal depression:a systematic review of prevalence and incidence, Obstet Gyneco, 106, p.1071-1083, 2005.

相談・調査等から見えてきた、求められる支援

杉浦 加菜子

私たちがかかわってきた事例や調査してきたことを共有し、支援者の置かれている状況や環境などを考慮したうえで、何ができるのかを考えるきっかけにしていただければと思います。

母親・父親が病院に求める支援

じょさんしONLINEのオンライン個人相談（以下、個人相談）などで、これまでかかわってきた多くの母親・父親は、「病院の助産師さんや看護師さん、お医者さんには感謝している」と話します。一方で「忙しそうで話しかけられなかった」「出産直後、ほかの出産も重なっていてすぐに一人にされてしまった」など、感謝はしているけれど「もう少しかかわりをもってほしかった」という声も聞きます。

医療職の多くが、本当に毎日ギリギリの状態で働かれています。そうして日々、皆さんが病院の最優先事項である「人の命を守る」使命を果たされていることで、現に世界トップレベルの妊産婦死亡率や新生児死亡率の低さにつながっています。しかし、業務過多や人手不足などにより、看護職の本来の仕事である〝ケア〟は、十分に行えていない場合も多々あるように感じます。そこにたくさんの葛藤を抱え、看護職自身が精神的につらい状況となり、休職や現場を離れざるを得なくなったケースも多く見てきました。今の病院の機能上、また産科が閉鎖や集約化されている状況などから致し方ないことなのかもしれません。病院だけでできることには限界があり、そこで母親・父親が求めるすべてのケアを行うのは、多様化する社会状況を踏まえても難しいと思います。ただ、「あなたのことを考えているよ。思っているよ」という姿勢が病院全体の雰囲気から感じられるだけでも、母親やその家族の安心につながるのではないでしょうか。

母親・父親が病院に求めているのは、決してすべてのケアの提供ではなく、「命を守り、気持ちに寄り添う」ことではないかと考えます。

母親・父親が医療職に求める支援

医療職のささいな言葉に支えられたり、傷ついたりする

個人相談には、「帝王切開で出産でき、楽に産めてよかったわね」「安産できなかったのは、あなた

が妊娠中に学んでいないから」「こんなに母乳が出ない人は初めて見た」などと医療職に言われ、その言葉が心の傷になり、私たちのところに相談にくる方が多くいます。その方たちは、「帝王切開で出産した私はほかのお母さんより楽をしてしまったのでしょうか」「妊娠中にしっかり学んでおけば、大変な出産にならなかったのでしょうか」「助産師さんが読むような本はどこに売っていますか」「母乳が出せない私は母親としておかしいんでしょうか」という悲痛な声を涙しながら話します。

自分（医療職）にとってはささいな言葉が、母親・父親の心に一生刺さり続けるとげになる場合もあると認識しておくだけで、選ぶ言葉が変わるはずです。出産した病院の助産師や看護師がかけてくれた言葉が一生のお守りになり、その後の育児への支えになることも大いにあり得ます。

一見わかりにくい、本当に必要な支援

多くの母親・父親と話をする中で、彼らが求める支援と本当に必要な支援には、ズレがあることがわかりました。

よくある相談の一つ、赤ちゃんの睡眠を例に挙げましょう。母親・父親は赤ちゃん、そして自分たち親もよく眠れるように、「母乳だけではなく、ミルクも併用しながら育児を行いたい」と言います。しかし、そうした〝赤ちゃんがよく眠る育児＝ミルク育児〟というとらえ方に対して、多くの医療職はどこか短絡的に感じ「本当にそれでいいの？」と思いながらも、本人の希望に任せてしまうことが少なくないかと思います。

なぜこのような相談が多いのでしょうか。それは、母乳分泌の機序や、子どもの成長発達に関する正しい情報よりも、SNSやネット上にあふれている、「ミルクに切り替えたらよく眠れるようになった」「母乳育児は夜間よく起きるから睡眠が細切れになってしんどい」「ミルクに変えたら夜五時間も寝てくれるようになった（生後二カ月）」といった、あたかもミルク育児＝よく眠れる、母乳育児＝睡眠を阻害するともとれるような断片的な情報が出回っていることが大きな要因です。このような背景から出産直後の頻回授乳について、「母乳育児が大変だった」「大した量が出ないのに頑張らされた」などという感想をもつ方が多くなってしまうのです。

ここで、ミルクVS母乳の論争をしたいのではありません。母親・父親は母乳分泌の機序や子どもの成長発達という情報を一見求めていないように見えますが、彼らに必要な支援（赤ちゃんがよく眠るための方法）には、このような情報が不可欠であることがポイントです。よくよく話を聞くと、母親が産後のどの時期でも「母乳は出したいときに出るものだ」など、間違った認識をしている場合があります。本人の希望に任せることも大切ですが、正しい情報・知識を伝えたうえで、母親・父親、そしてなによりも赤ちゃんのために、どうしていくのがよいのかを一緒に考えていくことが重要なのではないでしょうか。そもそも「赤ちゃんがよく眠る（多くの場合、夜通し眠るものと思われがち）」ことがすべての赤ちゃんにとって最適かどうかは、出生体重や哺乳力など総合的な判断が必要です。

断片的な情報の取得から希望される支援に応えていくのではなく、母親・父親がなぜその思いに至ったのか、赤ちゃんの状況はどうなのか、周囲の手助けなど支援はどの程度得られるのかなど、総合的に見聞きし、本当に必要な支援を見極め提供していくことが大切でしょう。

継続的なかかわり、自ら考える力を育てるサポート、支え合う仕組み

必要な支援を見極めるために欠かせないのが、やはり継続したかかわりだと実感しています。たった一回三〇分の話ではわからないことも、回を重ねていくことで本質が見えてきます。また、毎日、手取り足取り伴走するわけにはいかないため、正しい情報とともに、妊娠や育児をするうえでのあり方や考え方を共有し、母親・父親が自ら考える力を育てていくサポートも必要です。一人ひとり置かれている状況も、価値観も多様になっているいま、対集団ではなく、対個人での支援が求められています。

対人関係が希薄な現代社会において、本音を言える、甘えられる場所、ちょっとおせっかいな存在、そしていざというときに一歩踏みとどまろうと思える場所が必要なのではないでしょうか。これを医療職だけでつくり上げるのではなく、支援を受けた母親・父親が、今度は支援を行う立場に変わり、支え合える社会の仕組みができていくのが、今はまだ見えていない、本質的な「求められている支援」の形なのかもしれません。

母親・父親が社会に求める支援

じょさんしONLINEを通じて、「日本は子育てしづらい」という声をよく聞きます。これは何も、北欧など子育て支援が充実している国で暮らす方からだけではありません。欧米はもちろん、東南アジアや東欧など、医療水準が決して高くはない発展途上国に住む方からも聞かれる声です。

どんなところが「子育てしやすいと感じるのか」と聞くと、「子連れで歩いていると、知らない人がニコニコ声をかけてくれる」「レストランに行くと、店員さんが〝抱っこしてるからゆっくり食べてね〟と言ってくれる」「妊婦のとき電車に乗ると、おばあちゃんが座ってスマホを見ている若い男性に、〝席をゆずりなさいよ〟と声をかけてくれる」など、妊婦や子どもも社会で大事にされる存在であり、子連れで外出がしんどいな、大変だな、と思う心を溶かしてくれるような〝人の温かさ〟があると口をそろえて話します。もちろん、中には出産費用や学費が無料といった金銭的な話も皆無ではありません。しかし、どの国にも共通していたのは「人の笑顔や温かさ」があることでした。決して、授乳室が豊富、給付金が多いといった理由が第一声には出てきません。

妊娠や子育てしているからといって、社会から排除されるのではなく、社会の一員として当たり前にありたい、妊娠・出産・育児など少し人の手助けが必要な状態になっても、選択肢が狭められない社会が、いまの日本には求められているのではないでしょうか。

そのためにできることは、きっと政策レベルから個人レベルまで多種多様だと思います。個人が行えることは大きくはないかもしれませんが、相手の置かれている状況に立って、想いを馳せ、自分の中の「普通」を疑って違う視点で物事を見るだけでも、またそういった人が増え、支援につながっていけば社会は変わると思います。

「グレーゾーン」の母親・父親へのかかわり方のポイント

産後うつと診断はされていないグレーゾーンの母親・父親が、濃いグレーにいかずに済むように、また黒にならなくて済むように、そしてたとえ黒に近づいていたとしてもSOSが早めに出せるように、私たちはどのようなかかわりを行うとよいのでしょうか。妊娠・出産・育児時期にかけられるささいな言動に傷ついたり、なんだかとても気になってしまったりという経験をされた母親・父親は少なくないと思います。

例えば、妊婦健診のエコー中に医師が「ちょっと羊水少ないね。まあでも大丈夫かな」と言ったとします。医師からすると、羊水が少なめではあるけれど正常範囲内であり、現時点で何か大きな異常があるわけではなく、今後の経過をみていかないと何とも判断できないために発した言葉であり、妊婦を不安にさせたくて言ったわけではありません。

しかし、妊婦からすると「羊水が少ないってどういうこと？ 赤ちゃんは大丈夫なの？ もしこのまま羊水が少ないとどんなことが起こるの?」と不安や疑問がたくさん出てきます。その場で、その疑問や不安を話すことができれば一番よいのですが、多くの場合は後から言葉を反芻して「あれは一体どういう意味だったのだろう?」と思い出し、不安になることがほとんどです。

このように、医療職側は不安にさせたくて発した言葉ではなくても、母親にとってはとても大きな不安になり得る場合があります。妊娠期から育児期は不安になりやすかったり、心がゆらぎやすかったりする時期であることを念頭に置いたうえで、どのようなかかわりをもつとよいのか、いくつか例を上げポイントを紹介します。

①何よりも信頼関係

かかわり方のポイントの一つは信頼関係です。これに尽きるといってもよいかもしれません。どんな言葉や態度も、相手との信頼関係があることで受けとり方は異なります。

そのためにはやはり、継続したかかわりが欠かせません。多くの方が「初めまして」の人よりも、何度か顔を見たことのある相手のほうが心を開きやすいはずです。しかし、今の病院の状況では、継続支援を行いたくてもできないという事情があると思います。その際は、一人の医療職ではなく、数人の医療職が固定で担当するというチームでかかわれるとよいですね。

②言葉の選び方

〈少しの言い換えで捉え方が変わる〉

冒頭の例にも挙げたように、医療職の発する言葉はささいなことでも、母親・父親にとって大きな不安のもとや時に心の傷になってしまうことがあります。「あなたを大事に思っていますよ」という思いが伝わる言葉を選ぶとよいのではないでしょうか。

細かいことではありますが、「～でいい」「～がいい」とではニュアンスが異なります。「それでいい」だと、最善ではなく妥協のように聞こえてしまい、相手の受けとり方がまったく違います。また、誰かと比較するような言葉も心地よいものではありません。

相手の状況を踏まえ、この言葉をかけるとどのような気持ちになるのか、そこまで考えて言葉を発するのがよいですね。とはいえ、ある日突然できることではないため、じょさんしONLINEでは、「言葉の言い換えワーク」という研修を外部の講師を招いて行っています。例えば、「うちの子、体重がどんどん増えていくんです」と相談された際にどう答えるとよいでしょうか。「確かに大きいですね」と言うのと、「それだけ美味しく（母乳やミルクが）飲めているのですね」と言うのでは、相手の捉え方が異なるのがわかると思います。

〈意見に同意できないときの対応〉

妊娠も出産も育児も一〇〇人いれば一〇〇通りで、正解などありません。だからこそ、自分の価値観とは異なる発言や行動があったとしても、いったん受け止め、そのうえで言葉をかけるのが大切です。看護職がよく悩むのが、相談者の考えや発言に賛同できないときの対応です。このとき、専門職だから寄り添わなければと、相談者の意見に完全に同意をする必要はありません。「あなたはこう思うのですね。そうですね」と看護職としては受け止め声をかけても、一人の人間として自分は「あの発言は受け入れられない。なんだかおかしいよ」と心の中で感じてよいのです。

つまり、母親・父親などの相談者と、専門職としての自分＝自分自身の二者関係ではなく、相談者と専門職としての自分と、自分自身の三者の関係でかかわることで、自分自身の価値観も大切にできます。看護職自身が自分の心身も大切にすると余裕が生まれ、相手を思った言葉かけができることにもつながります。

③父親もケアの対象と考える視点

相談などを受ける中で、よく父親からは「自分は蚊帳の外にされた」という言葉が聞かれます。

妊娠し健診を受けるのも、身体的な変化が起こるのも、出産するのも女性なので、私たち看護職が医療の視点で身体に異常が生じていないかどうか観察するときは、確かに男性への支援は行いません。しかし、「家族看護」という言葉があるように、身体的な変化はなかったとしても、新しい家族という社会の最小単位の組織をつくるにあたって、父親自身も戸惑いを感じています。

看護職は、例えば妊婦健診や入院中、新生児訪問などのとき、父親もその場にいたとしても、母親にだけ声をかけたり、父親にはあまり話かけず母親中心に話を進めたりすることがほとんどだと思います。男性の育児参画の促進や産後うつを踏まえると、そうした母親だけをみる視点には、もしかすると私たち看護職の中に無意識のバイアス（アンコンシャスバイアス）があるのでは、と考える必要があるのかもしれません。

身体的な変化のある母親だけではなく、精神的な変化が起こり得る父親もケアの対象とすることで、その母親・父親が女性が家事育児を、男性が仕事を担うものという考えをもっていたとしたら、その考えを変える（特に育児は協力して行うものという認識をもつ）きっかけにもなるのではないでしょうか。看護職が父親は母親を支援すると同時に、支援される対象であるという意識をもち、父親への支援も考えていくことが今の時代には求められているのです。

Column①

〈精神科医からのメッセージ〉

“誰もとりこぼさない支援”をめざして

江村 和世

妊産婦が精神科にかかるハードルは高い

産前産後のメンタルヘルスケアに関して、産婦人科では「産婦人科診療ガイドライン—産科編」[1]「周産期メンタルヘルスコンセンサスガイド」[2]、精神科では日本精神神経学会が日本産科婦人科学会と合同で作成した「精神疾患を合併した、或いは合併の可能性のある妊産婦の診療ガイド」[3]といった優れたガイドラインがあります。これらには、妊娠初期から産後までの包括的な支援や対応が具体的に示されており、臨床場面はもちろん、専門職の連携や話し合いのツールとしても広く活用されています。

妊産婦にかかわる医療や福祉の専門家が精神的な側面までしっかり支えているにもかかわらず、対応に難渋するケースが多い、精神科受診をすすめているのにつながらないといった声をよく耳にします。

二〇〇五年から二〇一四年にかけて妊産婦の自殺の実態を把握する目的で行われた、東京都二三区の妊産婦の異常死の実態調査[4]において、精神疾患（うつ病）は妊娠の合併症の中で最も頻度が高い疾患であり、周産期自殺率が八・七％（一〇万出生対）と非常に高いことが明らかになりました。自殺完遂者のうち精神疾患の診断がない方が約半数を占めていたという事実に、私自身かなり衝撃を受けました。その中には育児に悩んでいたが精神科受診を拒否されていた事例もあったとのことで、「精神科医療機関で待っているだけでは、助けるべき人を助けられないのではないか」という強い焦りと無力感を感じました。

近年、精神科受診に関しては、精神科診療所が増えてアクセスがよくなったこともあり、以前と比べて物理的にも心理的にも受診のハードルが低くなっているように感じます。しかし、妊産婦は症状が悪くなる前の早期段階で受診できているとは思えません。なぜなら、精神疾患の症状の多くは自身で正確に把握することが難しいため、自ら医療が必要と判断して適切な時期に受診するという行動につながりにくいからです。

治療の遅れが予後を悪化させるというデータの蓄積により、精神疾患の早期支援が重要視されていますが、残念なことに未だ精神科に対する偏見や恐れなどネガティブな印象の影響で精神科医療そのものが忌避される傾向があるのは否めません。そういった方にとっては、精神科医療機関や精神科医に

えむら・かずよ◉大阪府済生会中津病院精神神経科 医師／株式会社じょさんし GLOBAL Inc. 非常勤顧問

かかわることが、治療とはいえトラウマティックな経験となる可能性もあります。

新たな支援方法を模索する時期にきているのでは

私は、「不健康以上、病気未満」のグレーゾーンの妊産婦や受診をためらっている妊産婦に対して、心理的に安全なかたちで精神科医がかかわる方法として、助産師（敬称略）の背後から妊産婦を間接的にサポートするのが有効ではないかという仮説を立てました。そのタイミングで、じょさんしONLINEの杉浦さんからSNSを通じて、声をかけてもらえたことは大変ありがたいことでした。

二〇二一年五月から、じょさんしONLINEの非常勤顧問として、月に一度、所属する助産師とオンラインでケースカンファレンスを行ったり、slackというチャットアプリを使って随時助産師からの相談や質問を受けたりしています。日本だけでなく海外在住の妊産婦の状況も知ることができ、助産師の考えを聞け、私自身たくさん学ばせていただいています。助産師と一緒に妊産婦の相談に乗る中で、気づいたことがあります。それは、助産師の皆さんは周産期メンタルヘルスケアのプロフェッショナルであるということです。助産師のケアには、フィジカルだけでなくメンタルも含まれていて、日々心理的なサポートをまるで息をするかのごとく自然にされていることを目の当たりにして心強く感じています。特に助産師の「気になる」という直観は非常に信頼できるものです。精神科医として、精神医学の知見を伝え、その直観に理論的な裏づけをし、自信をもって対応してもらえるように心がけています。

しかし、そんなプロフェッショナルな助産師の皆さんでさえ、対応に困ったり不安を感じたりするケースが増えてきている状況をみていると、現代の妊産婦へのメンタルヘルスケアはこれまでの支援方法では構造的に難しくなってきていて、新たな枠組みを模索する時期がきているのではないかと思います。

求められる〝ポピュレーション・アプローチ〟

現在、メンタルヘルスケアが必要な妊産婦を専門家にバトンパスをするために、精神症状をアセスメントしてハイリスク妊産婦を抽出しようとしています（ハイリスク・アプローチ）。しかし、じょさんしONLINEで相談を受けるケースの多くはいわゆるハイリスク妊産婦ではなく、エジンバラ産後うつ病自己評価票[5]もカットオフ値以下で、医療職が「どこか気になる」と感じてもそのまま手を離れてしまい、支援の網の目にひっかからないままになってしまっている、一見何の問題もなさそうな妊産婦です。夫がいて、夫婦関係も（一見）特に問題なく、経済的にも困っていない、実母も（一見）協力的といった環境にいる彼女たちが、妊娠・出産をきっかけにさまざまな生きづらさを感じ、支援を求めているのです。

こういった妊産婦に対応するには、ハイリスク・アプローチだけではどうしても限界があります。また、前述の東京都における妊産婦の異常死の実態調査でも、自殺の時期として妊娠中は妊娠二カ月、産褥期では三、四カ月が多いことが明らかになっています。支援の網を、妊娠初期から子育ての時期にかけて幾層にも重ねていくことで、「誰もとりこぼさない支援」がかなうのではないでしょうか。

そのためには、現在行われているハイリスク・アプローチに加えて、すべての妊産婦を対象とし、なんらかの支援をするという「ポピュレーション・アプローチ」を組み合わせる必要があります。全例を支援することにより、精神科の病名がつくかつかないかのグレーゾーンの妊産婦を、専門的ケアにつなぐだけでなく、医療化させない予防的介入が可能と考えます。

誰にとっても変化の時期は、危険な時期

全例に支援が必要であるもう一つの理由として、妊娠・出産というライフイベントそのものがメンタルヘルスのリスクであることが挙げられます。ホームズとラーエが作成した「社会的再適応評価尺度」[6]という日常生活で起こる変化によって生じるストレスの尺度によると、妊娠は四〇点、新たな家族成員の増加は三九点です。このように幸せなライフイベントも強いストレスとなり、心身のストレス反応を生じさせます。つまり〝変化の時期は、危険な時期〟なのです。

ライフイベントとは新しい役割を獲得する機会でもあります。例えば、妊産婦なら母親という役割が妊娠と同時に新しく誕生します。この誕生を「助

産」するには、助産師のみならず、妊産婦にかかわるすべての方の支えが必要でしょう。「父親」も同様です。イントロダクション等でも述べられてきた通り、父親の産後うつは、心理社会的な側面より当然起こり得ることから、妊産婦同様に支援の対象となるのが理解できると思います。

変化の時期、すなわちライフイベントを経験して新しい役割を獲得するときには、パーソナリティの一部で破壊と再建が起こります。新しい役割を取り込むためには、もともとのパーソナリティのままではフィットしないからです。破壊と再建を繰り返しながら、人は成長・成熟していきます。個々人によって、同じライフイベントを経験し同じ強度のストレスを受けても、ストレスコーピング（ストレスに対する捉え方や対処の仕方）が違うため、ストレス反応の度合いは異なりますが、いずれにしても何らかのストレス反応が起こり、新しい状況に適応しようとする力が働きます。この働きを見守り、支える必要があるのです。

医療職だけでなく、周囲の人すべてが支援の網となる

支援を必要とする人は、必ずしもそのニーズを自覚しているとはいえません。病気の自覚が乏しかったり、対人関係における傷ついた経験があるなど何らかの理由で援助希求能力が低かったりすると、困っているにもかかわらず支援を拒否されることもあります。そのような方に精神科への受診をすすめると、支援者（精神科受診をすすめた人）から「見捨てられた」と感じてさらに対人不信を強くし、援助希求行動を損なう結果になりがちです。そういったことを防ぐためにも、ファーストコンタクトの支援者が継続してかかわりながら、ほかの支援者とつながっていき、支援の網を何層にも重ね、本人の援助希求能力を育てていく姿勢が求められます。

この〝支援の網〟の機能を担う者には、医療や福祉の専門家だけではなく、妊産婦とパートナーが属する複数のコミュニティメンバーも含まれます。具体的には、家族や職場の上司・同僚、友人、地域のコミュニティ（近隣住民等）などです。精神疾患の早期介入と予防の観点からは、コミュニティのメ

ンバー全体のメンタルヘルス・リテラシーの向上が喫緊の課題といえます。[7] そのため、看護職には、妊産婦とパートナーを取り巻くコミュニティメンバーに対し、ケアについての助言を行うといったケアラーを支える役割も求められてきます。支援の網が途切れないように、医療機関や行政の看護職だけではなく、その間を埋めるじょさんしONLINEのような新しい看護職の役割も欠かせないでしょう。

いろいろな場所でさまざまな形の支援の網を重ねていくことで、妊産婦やパートナー、ひいては生まれてくる子どもの予防的観点からのメンタルヘルスケアも同時にかなえることができると思います。

メンタルヘルスケアの基本は〝誰もひとりぼっちにさせないこと〟

映画『心の傷を癒すということ 劇場版』で、精神科医の故・安克昌先生がモデルの主人公は、「心のケアとは〝誰もひとりぼっちにさせないこと〟」と語っています。メンタルヘルスケアのコアは孤立を防ぐことであり、孤立という状態は家族や友人がそばにいても、SNSなどで常時誰かとつながっていても起こり得ます。ただそばにいること、会うことの治療的な価値について、私たちはコロナ禍で気づかされました。そして「リアル」とは何なのかについても深く考えさせられました。コロナ禍でカウンセリングがオンラインになったとき、「カウンセリングの効果が上がらないだろうと思っていたが、やってみたら対面よりもよい結果を得られた」という話をあちこちで聞きました。実際にそこに「ある」「いる」だけがリアルなのではなく、対面もオンラインも両方リアルであり、心理的な支援が可能であることは、じょさんしONLINEのオンライン個人相談で参加女性のメンタルヘルス向上につながったという結果からも明らかです。

少しでも気になる妊産婦やそのパートナーがいたら、あなたの直感を信じて、相手をよい方向へ変えなければというとらわれからは少し離れ、ただそばにいる、声をかけるだけでよいので、気にかけていることを示してあげてください。「自分のことを気にかけてくれる人がいる」という安心感を提供する方法は、対面でもオンラインでも何でもよいのです。そして可能であれば、細々とでもいいのでそれを継続してください。

誰もとりこぼさない支援をめざして、皆さんがそれぞれの場所で支援の網の形を模索し、実践していかれることを期待しています。

引用文献

1 日本産科婦人科学会、日本産婦人科医会編・監：産婦人科診療ガイドライン 産科編．
ttps://www.jsog.or.jp/modules/journal/index.php?content_id=2

2 日本周産期メンタルヘルス学会：周産期メンタルヘルスコンセンサスガイド．
http://pmhguideline.com/consensus_guide.html

3 日本精神神経学会・日本産科婦人科学会監：精神疾患を合併した、或いは合併の可能性のある妊産婦の診療ガイド．
https://journal.jspn.or.jp/jspn-proof/highlight/guide_pregnant.html

4 引地和歌子、福永龍繁、竹田省：東京都23区の妊産婦の異常死の実態調査．
https://www.jaog.or.jp/wp/wp-content/uploads/2017/11/11643745157d48555ead55ae19d42a0a.pdf

5 日本精神神経学会・日本産科婦人科学会監：精神疾患を合併した、或いは合併の可能性のある妊産婦の診療ガイド 総論編、二〇二二．
https://fa.kyorin.co.jp/jspn/guideline/sG13-18_s.pdf

6 夏目誠・村田弘：ライフイベント法とストレス度測定、公衆衛生研究、四二（三）、四〇二－四一二、一九九三．
https://www.niph.go.jp/journal/data/42-3/199342030005.pdf

7 ベティー・キッチナー、アンソニー・ジョーム、クレア・ケリー、他：メンタルヘルス・ファーストエイド こころの応急処置マニュアルとその活用、創元社、二〇二一．

Column②

産前・産後に利用できる主な支援事業

編集部

産前・産後に利用できる支援は、自治体や民間企業によるさまざまな事業があります。ここでは、市区町村が実施主体となり取り組まれている主な支援事業を紹介します。市区町村により事業の名称や利用条件、料金等は異なる場合があります。詳細は各市区町村にてご確認ください。また、すべての市区町村が実施しているわけではありません。

〈産前・産後サポート事業〉

妊産婦の妊娠・出産・子育てに関する悩み等に対して、保健師・助産師等の専門職をはじめ、研修を受けた子育て経験者等が相談支援を行う。事業の種類には、保健センター等実施場所に来所してもらうデイサービス型、支援者が家庭を訪問するアウトリーチ型がある。

〈産後ケア事業〉

退院直後の母子に対して、保健師・助産師・看護師等が心身のケアや育児のサポート等を行う。事業の種類には、病院・助産所等の空きベッドを活用し休養の機会を提供する宿泊型、デイサービス型、アウトリーチ型がある。二〇一九（令和元）年に母子保健法の一部を改正する法律において、市区町村の努力義務として法制化された。国は、二〇二四（令和六）年度末までに全国展開をめざしている。

〈乳児家庭全戸訪問事業（こんにちは赤ちゃん事業）〉

主に保健師・助産師・看護師等（訪問者は専門職に限る必要はないとされている）が、生後四カ月までの乳児のいる家庭を訪問し、親子の心身の状況・養育環境等の把握や助言、親の不安・悩みを聞き、子育て支援に関する情報提供を行う。また、支援が必要な家庭に対しては適切なサービス提供につなげる。生後四カ月までの乳児のいるすべての家庭が対象。

〈養育支援訪問事業〉

乳児家庭全戸訪問事業の実施結果等で養育支援が特に必要であると判断された家庭に対し、保育士・助産師等が訪問し、養育に関する指導・助言等を行う。

〈子育て援助活動支援事業（ファミリー・サポート・センター事業）〉

子どもの送迎や預かりなど子育ての「援助を受けたい人」と「援助を行いたい人」が登録し会員となり、ファミリー・サポート・センター（市区町村または委託等を受けた法人が運営）の仲介により、会員同士で支え合う仕組み。

〈産前・産後ヘルパー派遣事業〉

母親が産前・産後の体調不良等により家事や育児を行うのが困難で、支援が必要な家庭にヘルパーが訪問し生活をサポートする。

「Nursing Todayブックレット」の発刊にあたって

日々膨大な量の情報に曝されている私たちにとって、一体何が重要でどれが正しく適切なのかを見極めることがますます難しくなってきています。

そこで弊社では、看護やケアをめぐりいま社会で何が起きつつあるのか、各編集者のさまざまな問題意識（＝テーマ）を幅広くかつ簡潔に発信していく新しい媒体、「Nursing Todayブックレット」を企画しました。

あえてウェブでもなく、雑誌でもなく、ワンテーマだけの解説を小冊子にまとめる手段を通して、医療と社会の間に広がる多様な課題について読者の皆さまと情報を共有し、ともに考えていくための新たな視点を提案していきます。（二〇一九年六月）

●

本書についてのご意見・ご感想、著者へのメッセージ、「Nursing Todayブックレット」で取り上げてほしいテーマなどを編集部までお寄せください。https://jnapcdc.com/BLT/m/

Nursing Todayブックレット・22

「産後《さんご》うつ？」を見逃《みのが》さない

――グレーゾーンの母親《ははおや》・父親《ちちおや》へのケア

二〇二三年一一月一〇日　第一版　第一刷発行　〈検印省略〉

編　集　杉浦加菜子《すぎうらかなこ》

執　筆　杉浦加菜子《すぎうらかなこ》・橋本敬子《はしもとたかこ》・江村和世《えむらかずよ》

発　行　株式会社　日本看護協会出版会

〒一五〇-〇〇〇一　東京都渋谷区神宮前五-八-二

日本看護協会ビル四階

〈注文・問合せ／書店窓口〉

電　話：〇四三六-二三-三二七一

ＦＡＸ：〇四三六-二三-三二七二

〈編集〉電　話：〇三-五三一九-七一七一

〈ウェブサイト〉https://www.jnapc.co.jp

デザイン　Nursing Todayブックレット編集部

印　刷　日本ハイコム株式会社

既刊「Nursing Today ブックレット」

発行：日本看護協会出版会

01	患者の「賢い選択」を支える看護	小泉俊三・井部俊子 著　四八頁・定価七七〇円（本体七〇〇円＋税一〇％）
02	無痛分娩と日本人	田辺けい子 著　六四頁・定価八二五円（本体七五〇円＋税一〇％）
03	子どもを虐待から護る	上野昌江 編　六四頁・定価八二五円（本体七五〇円＋税一〇％）
04	「聞こえにくい」をほっとかない	小川郁 編　六四頁・定価九九〇円（本体九〇〇円＋税一〇％）
05	一般教養としての「看護学概論」	深井喜代子 著　六四頁・定価九九〇円（本体九〇〇円＋税一〇％）
06	「生きるを支える」リハビリテーション	上田敏 語る・三井さよ 訊く　六四頁・定価九九〇円（本体九〇〇円＋税一〇％）
07	多職種でコロナの危機と向き合う	梶原絢子 編　六四頁・定価九九〇円（本体九〇〇円＋税一〇％）
08	透析治療と意思決定	NTブックレット編集部 編　五六頁・定価九九〇円（本体九〇〇円＋税一〇％）
09	特養あずみの里裁判を考える	NTブックレット編集部 編　六四頁・定価九九〇円（本体九〇〇円＋税一〇％）
10	「コロナ」と「看護」と「触れること」	波平恵美子 語り・田辺けい子 聞き手　四八頁・定価八二五円（本体七五〇円＋税一〇％）
11	ヤングケアラーを支える	NTブックレット編集部 編　六四頁・定価九九〇円（本体九〇〇円＋税一〇％）
12	看護管理塾 第7章／サルの罠	井部俊子・竹内良子 編著　四八頁・定価九九〇円（本体九〇〇円＋税一〇％）
13	〝認知症と拘束〟尊厳回復に挑むナースたち	平岩千代子 著・大熊由紀子 寄稿　六四頁・定価九九〇円（本体九〇〇円＋税一〇％）
14	#生理の貧困	#みんなの生理（福井みのり）他 著　六四頁・定価九九〇円（本体九〇〇円＋税一〇％）
15	認知症高齢者とセクハラ	荒木乳根子 他 著　六四頁・定価九九〇円（本体九〇〇円＋税一〇％）
16	戦争のある場所には看護師がいる	難波妙 他 著　六四頁・定価九九〇円（本体九〇〇円＋税一〇％）
17	「コロナ」がもたらした倫理的ジレンマ	大北全俊 他 著　六四頁・定価九九〇円（本体九〇〇円＋税一〇％）
18	災害と性暴力	NTブックレット編集部 編　六四頁・定価九九〇円（本体九〇〇円＋税一〇％）
19	孤独と孤立	松本俊彦 編　六四頁・定価九九〇円（本体九〇〇円＋税一〇％）
20	妊娠を知られたくない女性たち	佐藤卓代 他 著　六四頁・定価九九〇円（本体九〇〇円＋税一〇％）
21	看護職とハラスメント	「看護職とハラスメント実態調査班」編　六四頁・定価一、一〇〇円（本体一、〇〇〇円＋税一〇％）